HISTOIRE

MÉDICALE ET CHIMIQUE

DES EAUX DE GRÉOULX.

Cinq exemplaires ont été remis à la Préfecture des Bouches-du-Rhône, conformément à l'article 48 de la loi du 5 février 1810.

Marseille, le 6 septembre 1810.

HISTOIRE

MÉDICALE ET CHIMIQUE

DES EAUX DE GRÉOULX,

Avec des observations cliniques recueillies en 1807 et 1808.

Par L. J. M. ROBERT, Docteur en médecine de la Faculté de Paris, Médecin consultant de S. A. I. Madame la Princesse PAULINE, Médecin ordinaire de S. M. le Roi CHARLES IV, et Membre de l'Académie de Marseille.

NYMPHIS GRISELICIS.

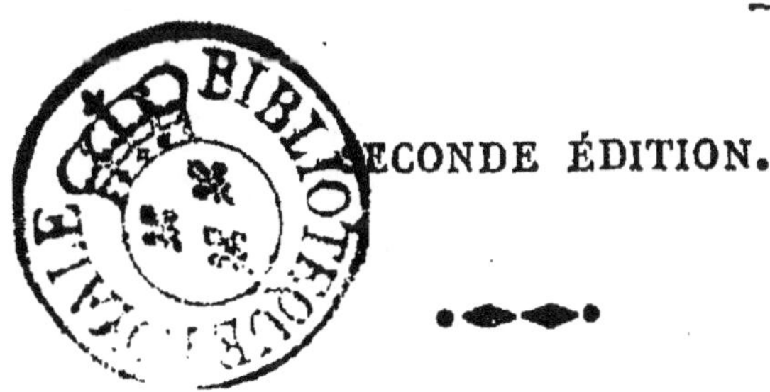

SECONDE ÉDITION.

A MARSEILLE,

De l'Imprimerie de SIMONIN et RÉQUIER, rue Saint-Ferréol.

DISCOURS PRÉLIMINAIRE.

LOrsque je publiai en 1807 , l'histoire des eaux de Gréoulx , j'étais loin de croire que cet opuscule pût influer d'une maniere aussi brillante sur les destinées de son auteur , et sur celle des bains qui , depuis cette époque , ont acquis une si grande célébrité.

Ce fut au mois de mars, de la même année que le docteur Peyre , médecin de son altesse impériale la princesse Pauline demanda à Marseille des renseignemens sur les eaux de Gréoulx. Du moment que mon ouvrage fut imprimé , je me hâtai de le lui adresser ; et sur la demande du général Cervoni , j'en fis parvenir aussi un exemplaire à la princesse , qui le fit remettre de suite à M. Hallé , médecin ordinaire de S. M. l'Empereur et le sien. Ce savant docteur , après en avoir pris lecture , au lieu de conseiller le voyage à Digne , sur lequel il avait long-temps insisté , dit au médecin Peyre : « Je ne connaissais point les eaux de » Gréoulx , mais d'après l'ouvrage que je viens de » lire , je ne doute point qu'elles ne soient très-salu- » taires à la princesse. » Ces détails m'ont été donnés par le docteur Peyre lui-même , lors de son arrivée à Aix le 23 mai 1807. Après quelques jours de repos dans cette ville , son altesse partit pour Gréoulx, et c'est alors que j'eus l'honneur de lui être présenté , et de recevoir

d'elle-même les éloges les plus flatteurs sur les différent
productions dont elle avait bien voulu agréer l'hommag
Sonaltesse fit usage des eaux avec le plus grand succ
dès la première saison. Dans le temps des grandes ch
leurs elle vint demeurer un mois à Marseille à la car
pagne du général Cervoni ou au beau château de Mr.
baron de St. Joseph (1). Au mois d'Août, son altés
retourna à Gréoulx, et c'est à cette époque où s
médecin s'étant absenté, j'eus l'honneur de la diriger d'u
manière toute particulière, et d'après l'expérience q
j'avais acquise dans l'administration de ces eaux. L
bienfaits qu'elle en retira furent étonnans; et elle
cessait de me remercier de les lui avoir conseillées. S
santé s'ameilliora de jour en jour; mais le temps d
venant froid et humide, son altesse partit le 4 octob
pour Nice, avec l'intention de revenir à Gréoulx
printemps prochain. Si à cette saison son retour n'e
pas lieu, c'est que le prince Borghèse, ayant é
nommé gouverneur-général des départemens au-delà d

---

(1) Ce beau château, bâti avec magnificence et remarquab
par ses agrémens, est dans le site le plus pittoresque. On y jo
tout-à-la-fois du ravissant spectacle de la mer, de la campag
et de la ville. C'est la première baronie avec majorat qui ait é
établie en France par l'Empereur Napoléon. Cette érection
eu lieu en faveur de Mr. Anthoine, maire de Marseille, qui a é
autorisé à prendre le titre de Baron de St. Joseph. L'histoi
fera mention du séjour que S. A. I. la princesse Pauline y a fi
en 1807, ainsi que de celui de S. M. le Roi Charles IV et de s
auguste famille, à son arrivée de Compiegne au mois d'octob
1808.

Alpes , la princesse son épouse fut obligée d'aller tenir sa cour à Turin.

La lettre suivante prouve jusqu'à quel point je puis m'énorgueillir d'avoir donné à son altesse des conseils utiles , et d'en avoir été remercié d'une manière aussi honorable que satisfaisante.

Gréoulx , le 3 octobre 1807.

Monsieur , je suis chargé par S. A. I. madame la princesse Pauline de vous dire qu'elle a été très-contente des conseils que vous lui avez donnés pour sa santé , et pour l'usage des eaux de Gréoulx , et que l'autre année lorsqu'elle y viendra , elle sera bien-aise de vous voir séjourner à Gréoulx en qualité de son médecin consultant. Son altesse me charge de vous envoyer une boîte de mosaïque comme une marque de son contentement. Recevez , monsieur , l'assurance de mon estime et de ma considération.

Signée, M. DE BARRAL.

Une aussi brillante guérison ne pouvait manquer d'accréditer des bains jadis célèbres , mais qui étaient très-peu fréquentés , avant que je les eusse fait connaître sous des rapports si avantageux.

C'est durant mon séjour à Gréoulx , auprès de la princesse , que je m'attachai à recueillir toutes les observations qui m'étaient nécessaires , et que je n'avais pu citer lors de ma première édition. Je ne publie ici que les plus importantes , pour ne pas grossir inutilement ce volume. Pour connaître par moi-même les effets des eaux , je voulus boire et me baigner. Le premier jour je pris vingt-cinq verres dans l'espace de trois heures. Je n'éprouvai d'autre effet qu'un peu d'embarras à la tête, et je dis alors plaisamment que je m'étais enivré avec de l'eau. Cette espèce d'ivresse est commune à tous les buveurs, et paraît dépendre du gaz carbonique contenu dans l'eau minérale. Les autres jours je portai successivement la dose de mes verres jusqu'à quarante. J'ai bu ainsi pendant trente-cinq jours ; j'ai pris vingt-cinq bains, et j'ai reçu des douches sur toutes les parties de mon corps. J'ai fait des observations thermométriques dans chaque bain pour en connaître la température. La chaleur est la même dans tous, excepté dans celui de la princesse, qui est le moins chaud, parce qu'il est le plus grand et le plus aéré, sa chaleur n'est que de 28 degrés ; tandis que celle des autres est de 31. Les jours d'orage je me suis apperçu d'un changement dans l'eau des bains. Avec la même température elle a néanmoins quelque chose de plus échauffant ; ce qui paraît confirmer l'opinion de Patrin, qui a cru devoir attribuer au fluide électrique la chaleur des eaux minérales.

A l'exemple de tous les auteurs qui ont parlé de l'antiquité des bains de Gréoulx, j'avais dans ma première édition propagé une erreur, mais cette erreur était celle de Combes, de Peiresc, de Spon, etc. Depuis un temps immémorial on conservait aux bains le fragment d'une inscription romaine qui portait en beaux caractères, *VX(Nymphis Griselicis.* Les antiquaires embarrassés dans l'explication des trois premières lettres, avaient retranché le V ; et de l'X et de la lettre suivante, qui, comme on le verra ci-après, n'est que la moitié d'un

O , ils en avaient fait le nombre XI , et tous avaient consigné dans leurs écrits *XI Nymphis Griselicis*. Ayant examiné avec attention ce reste de monument antique , je vis à la première inspection de la pierre , qu'elle n'était qu'un fragment d'une plus considérable ; et je m'occupais dès-lors à découvrir la partie d'inscription qui manquait , et que je soupçonnai devoir se trouver dans les murs des vieux édifices des environs. Mes premiers pas se portèrent dans le bâtiment qu'on dit avoir été jadis un hospice fondé par les templiers , et plus anciennement avoir servi d'église paroissiale sous le nom de St. Pierre. En entrant dans la grande écurie , je promenai mes yeux sur toutes les pierres des murs ; après bien des recherches , je parvins à découvrir dans un coin , et servant de support à la crèche des chevaux , un gros fragment de pierre qui me parût avoir été travaillé avec soin. Un maçon à mes ordres prend à l'instant un marteau , et abat le mur ; je m'arme moi-même d'un lévier ; et par la réunion de nos efforts combinés , nous arrachons la bienheureuse pierre sur la face postérieure de laquelle je découvre de très-beaux caractères romains. Ma joie fut indicible ; et semblable à cet ancien philosophe qui , occupé de la solution d'un problême , courait dans les rues en criant *je l'ai trouvée*, de même je m'élançai vers les bains , en faisant entendre ces mots : *nous l'avons , nous l'avons*. En rapprochant les deux fragmens de pierre , je vis que l'inscription était complète ; je la copiai aussi exactement qu'il me fût possible , et pour en avoir la vraie interprétation , je résolus de la communiquer à mes confrères de l'Académie de Marseille , dans un rapport que je fis à cette compagnie savante le 21 juillet 1808. L'Académie invita Mr. Casimir Rostan , un de ses membres , très-savant en antiquités , à lui donner avec quelque étendue l'explication de ce monument. Voici en peu de mots le précis des recherches de Mr. Rostan ; n'ayant qu'entendu lire son rapport à l'Académie , je vais en rapporter moins le texte littéral , que le sens analytique de ses idées et de son opinion.

« Mr. le docteur Robert , notre confrère , nous a communiqué , il y a quelque temps , la copie d'une inscription qu'il a découverte aux bains de Gréoulx , et qui faisait partie de la crèche d'une écurie. Il a eu l'idée de rapprocher ce fragment d'inscription de celui qui avait été trouvé dans le même lieu par le célèbre Peiresc ; et il en est résulté un sens parfait et une interprétation simple et naturelle d'un monument qui jusqu'à ce jour avait laissé des doutes aux antiquaires.

Jean de Combe qui avait fait un voyage à Gréoulx , en 1620, publia cette inscription dans son hydrologie en 1645 ; Bouche la rapporta en 1664 , et le savant Spon l'ayant trouvée dans les collection de Peiresc qui était mort en 1637, la consigna dans ses *Miscellanea erudita antiquitatis en* 1685 , dans la forme suivante:

Nʏᴍᴘʜɪs XI

Gʀɪsᴇʟɪᴄɪs.

Cet auteur pense que les chiffres XI qui suivent le mot *nymphis* designent le onzième monument ou *ex voto* qui avait été élevé aux nymphes de Gréoulx , par des malades qui avaient été guéris par l'usage de ces eaux. Spon a éludé la difficulté que présentent ces chiffres, et il n'en a donné aucune interprétation satisfaisante.

Depuis cette époque, un grand nombre d'auteurs en ont donné des copies plus ou moins exactes. Montfaucon, Bouche, d'Anville, d'Esparron, d'Espilly, Darluc, Papon, Achard et autres, la rapportent avec des différences. Les uns suppriment tout-à-fait les deux chiffres et interprétent aux onze nymphes de Gréoulx, supposant que ces bains étaient alimentés par onze sources ou protégés par onze nymphes, desservis par onze vestales, ornés de onze autels comme le temple de Diane à Nimes. D'autres enfin, suivant l'opinion d'Esparron, substituent aux deux chiffres XI le mot *vis* abréviation de *vivis*, et conséquemment, ajoutent-ils, il y aurait *nymphis vivis griselicis*, aux nymphes vivantes de Gréoulx. Mais c'est-là encore une erreur ; dans toute l'antiquité, il n'y a aucune trace de l'épithète *vivis* donnée aux nymphes : ce mot n'était applicable qu'aux eaux ou aux fontaines.

Voilà à-peu-près tout ce qui avait été dit sur l'inscription de Gréoulx, lorsque notre confrère le Docteur Robert, nous a mis à même par le nouveau fragment d'inscription qu'il a découvert, et qui s'adapte très-bien à l'ancien, d'interpréter la première. Cette inscription ainsi complétée, forme selon lui la dédicace d'un autel votif élevé aux nymphes de Gréoulx par la personne dont le nom se trouve indiqué sur le fragment découvert. Nous allons tracer ici l'inscription qu'il a copiée avec soin, et qui se trouve écrite en beaux

caractères sur un cippe de pierre dur et poli , de près
d'un mètre de hauteur , et fracturé en diagonale.

EIL FAUSTIN*I*

T VITRASIPOLL

ONIS COSIIPRAE

III IMP PONTIF

IS ASIAE

) R

L'ancienne inscription
portait

V X (

NYMPHIS

GRISELICIS.

En réunissant ces deux fragmens , on a une inscription complète , et qui porte le caractère de l'authenti-
cité la plus irréfragable. Quoiqu'elle soit mutilée en
divers endroits , Mr. Rostan croit pouvoir la restituer
et la lire en entier ainsi qu'il suit :

Ælia ou plutôt *Annia Faustina*

Titi vitrasii polli

Onis Consulis secundi Praef

Ecti Impératoris ou *Imperii Pontif*

Icis Asiae

Uxor

Nymphis.

Griselicis.

(Suppléez *monumentum hoc dicavit, consecravit.*)
Annia Faustina , épouse de Titus Vitrasius Pollion ,
Consul pour la deuxième fois , Préfet impérial , Pontife
de la Province d'Asie , aux nymphes de Gréoulx.

Annia Faustina, était déjà connue dans l'histoire ; mais d'une manière imparfaite. Notre inscription complète et rectifie les notions que nous avions à son égard. Le médecin Galien est le plus ancien auteur qui l'ait mentionnée. Il la cite par occasion sous le nom d'Annia Faustina comme une parente de Marc-Aurele. Dans son traité des pronostics, ce médecin rapporte qu'il fut appelé à Rome pour traiter le jeune Commode , fils de l'Empereur Marc-Aurele. Il le trouva grièvement malade d'un mal de gorge qu'il reconnu à la seule inspection du pouls. Annia Faustina qui soignait son jeune neveu, fut présente à la visite du médécin de Pergame. Elle fut d'abord fachée de voir qu'il avait proscrit les petits remèdes extérieurs qu'elle avait indiqués ; et qu'au lieu de le tenir à la diète severe comme les jours précédens, il avait ordonné à l'enfant de se lever , d'aller au bain et de bien dîner , assurant qu'il n'aurait plus rien à l'avenir. Faustine s'adressant aux médecins qui l'avaient accompagnée, et particulièrement à un nommé Méthodius , fit le plus grand éloge de Galien , en disant, qu'il était non-seulement méthodiste en paroles , mais en effets. Galien confus des éloges de Faustine, l'accompagna jusqu'à sa voiture , en lui disant que tous ses éloges ne serviraient probablement qu'à exciter la haine et la jalousie de tous les médecins de Rome. (Tom. 8 , pag. 849 et 850 , édition de Chartier).

Nous savons encore que le nom d'Annius était le nom générique de la famille de Marc-Aurele ; on la faisait remonter à Numa. Deux Annius-Verus, l'un bisayeul et l'autre ayeul de Marc-Aurele vinrent, au rapport de Dion, s'établir d'Espagne à Rome, où ils furent admis au nombre des Sénateurs. Le premier devint préteur, et le second Préfet de Rome sous Vespasien. Un troisième Annius Verus, père de Marc-Aurele, eut pour frère Annius Libo qui fut Consul, et qui selon Tillemont, doit être le père d'Annia Faustina, qu'il faut toujours distinguer de Galeria Faustina, femme d'Antonin Pie, et de leur fille Annia Faustina qui épousa Marc-Aurele lui-même. L'Annia Faustina qui nous occupe était une cousine de Marc-Aurele, ce qui est confirmé par le témoignage de Lampride, qui rapporte dans la vie de Commode que ce prince fit égorger en Achaïe Annia Faustina *consobrinam patris sui*. Un fait rapporté par cet historien, augmente, s'il est possible la barbarie de cette action. Commode avait eu avec la cousine de son père des relations plus intimes que celles de simple parenté.

Un autre passage du même Lampride, nous paraît désigner une fille de cette Annia Faustina également égorgée par son indigne petit cousin Commode que que temps après sa mère, sous prétexte qu'elle avait trempé dans la conspiration de Pompeien. Ce passage nous fait encore connaître qu'Annia Faustina avait épousé un Vitrasius qui ne peut être que le Tit Vitrasius Pollion dont parle notre inscription. On lit dans cet historien : *interfecta et Vitrasia Faustina et Velleius Rufus, et Ignatius capito Consulares.* Le Prénom de Vitrasia donné à cette Faustine ne peut d'après l'usage des Romains désigner que la fille et non l'époux d'un Vitrasius. C'est ainsi que la fille de Ciceron s'

ait Tullia ; celle d'Octave , Octavia ; celle de Porcius
to , Porcia , etc. Les femmes n'ont pris le prénom
·leurs époux que dans le moyen âge , après l'irrup-
n des Barbares , ainsi qu'il nous serait facile de le
ouver.

Selon les fastes consulaires , Titus Vitrasius Pollion
t consul pour la seconde fois en 176 de J. C. Son
emier consulat n'est mentionné nulle part , seulement
·166 , il est parlé d'un L. Fufidius Pollion qui n'est
s autrement connu. Il est possible que ce soit le
ême personnage, et qu'il y ait eu un erreur de prénoms.
nfin , quelques inscriptions qui portent le nom de
itrasius , d'Annius et de Faustinianus , peuvent être
pportées à des descendans de Vitrasius , et d'Annia
austina ».

Mais je dois ajouter ici pour compléter l'historique
e notre Faustine , que Riez ayant été une colonie
omaine , et cette ville n'étant qu'à deux lieues de
réoulx , il est vraisemblable que les grands person-
ages de Rome fréquentaient des bains qui étaient
evenus célèbres par le voisinage de la colonie d'Auguste,
colonie qui a été d'une splendeur vraiment impériale ,
s'il faut en juger par les restes des beaux monumens
que Riez posséde encore. Il est de plus possible que T.
Vitrasius Pollion qui a été à ce qn'on dit Lieutenant ou
Préfet d'un Empereur à Lyon , ait aussi séjourné à Riez ;
ce qui nous expliquerait comment Faustine a pu aller à
Gréoulx. Au reste , puisque cette même Faustine a été
assassinée en Achaïe, il faut bien qu'elle ait eu l'amour des
voyages ; et alors elle aura bien pu venir de Rome cher-

cher la santé·à des bains qui de son temps devaient ê
très-renommés. C'est l'accueil favorable que le public
les savans ont fait à notre première édition qui nous
gage à en faire paraître une seconde enrichie d'obser
tions cliniques, à la rédaction desquelles nous avons
la plus grande impartialité. (1) Par ce moyen l'hom
de l'art qui sera consulté sur les vertus et les effets
eaux que nous préconisons, aura toujours devant
yeux une masse de faits suffisante pour qu'il pui
donner des conseils utiles, soit qu'il en permette l'usag
soit qu'il les proscrive selon l'occurence des cas.

ACADÉMIE DE MARSEILLE.

Enfin, comme nous ajoutons beaucoup de prix
jugement d'une compagnie savante dont nous avou
aujourd'hui l'honneur d'être membre, nous allons do
ner un extrait bien succint du rapport qui fut fait à
séance du 14 mai 1807, par MM. Joyeuse et Besson
sur notre ouvrage. Mr. le docteur Joyeuse s'exprim
ainsi : " L'Académie nous ayant chargé Mr. Besson

(1) L'école de médecine de Paris a honoré de ses suffrag
notre travail sur les eaux de Gréoulx, ainsi que S. Exc.
ministre de l'intérieur a daigné nous le faire connaître par
lettre du 17 octobre 1807. Feu Mr. le directeur général de l'iv
truction publique Fourcroy, nous écrivit aussi à la date du 1
juin 1807, une lettre de félicitations. Après des suffrages au
honorables, on ne peut que rire de pitié du jugement de certa
docteur de province qui déclara d'un ton magistral et av
gravité, que notre livre ne contenait rien de médical. C'e
bien le cas de lui dire, sans doute : *Monsieur le docteur, puisq*
vous regentez si bien, laissez Hippocrate, et reprenez votre ancien
ferule ! ...

si de lui faire un rapport sur l'histoire médicale et
mique des eaux minérales de Gréoulx, par Mr. Robert,
decin de l'école de Paris, et de sa notice topographi-
de la ville de Riez, nous nous sommes bientôt ap-
çus qu'ils sont l'un et l'autre l'ouvrage d'un homme
sprit qui réunit aux diverses connaissances qu'exige
état, celles qu'on ne peut acquérir que par une
de particulière des belles-lettres. Sa description topo-
phique des bains de Gréoulx, nous a paru très-
pre a y attirer ceux que leurs vertus y appel-
t. Leur site est si agréable qu'il semble tracé par
agination d'un poéte ; et l'air en est si pur qu'il
peut que contribuer aux effets salutaires de leurs
x. Mais c'est dans l'ouvrage même de M. Robert qu'il
t lire cette agréable description. Ses assertions sur les
tus des eaux de Gréoulx portent principalement
une très-bonne analyse qu'en a faite Mr. Laurens,
rmacien en chef de l'hôtel-dieu de Marseille. L'ou-
ge de MM. Robert et Laurens nous a paru si
é qu'on ne peut trop les encourager à continuer de
s donner l'analyse de toutes les eaux minérales de
départemens méridionaux, ainsi qu'ils s'y sont en-
és dans celle qu'ils ont publiée des eaux de Puscla.
nt d'entrer dans le détail des maladies contre les-
lles il recommande les eaux de Gréoulx, Mr. Robert
e d'un style énergique et rapide, les avantages qu'on
t retirer dans le traitement des maladies chroniques
e médecine active qui les attaque dans leurs prin-
s, en détournant des viscères faibles et menacés
ésorganisation, les humeurs qui les surchargent,

au moyen des évacuans et des remèdes irritans pl
sur d'autres parties ; et il appuye ses préceptes su
pratique des plus grands médecins, sur ses pro
observations et sur l'autorité d'Hippocrate qui, dan
maladies chroniques faisait de la revulsion la base
pratique. Relativement à la manière d'administre
eaux de Gréoulx ; l'ouvrage de Mr. Robert nous a
ne rien laisser à désirer, et nous ne pouvons qu'ap
dir à la prudence avec laquelle il en prescrit la boi
Au milieu des vues saines et très-bien présentées
cet ouvrage est rempli, il nous a paru qu'il était éch
à Mr. Robert quelques assertions hasardées qu'o
peut attribuer qu'à la vitesse avec laquelle il a été o
de les rédiger.

(Ici suivent quelques observations critiques su
que nous avons dit relativement à la méthode ex
tante d'Hippocrate, à son inaction dans les mala
aigües, et à son fréquent emploi de l'ellébore da
traitement de la manie) puis il ajoute : « Mais quel
légères taches qu'on ne peut attribuer, comme
l'avons déjà dit, qu'à la vitesse de la composition
sauraient diminuer le mérite d'un ouvrage, aussi
écrit qu'il est bien pensé, qu'on lira toujours avec fi
et qui est très-propre à augmenter la réputation
eaux de Gréoulx (1). Pour vous donner une idé
style de Mr. Robert, quoiqu'il ne soit pas exemp

(1) En 1600 la dame Tonio de Glandevès vendit au
Carlet, chirurgien de Gréoulx, les eaux chaudes, moyer
la rente annuelle d'une paire de poulets. C'est bien le c
dire ici : *quantum mutatus ab illo* !

uelque faute qu'il lui sera facile de corriger dans une
econde édition , nous citerons le passage suivant qui
ious a paru très-fleuri : « Jeunes beautés du midi , et
ous gentilles parisiennes , que la nature sous des climats
ivers fit si aimables et si belles , lorsque vous aurez à
éplorer les ravages trop précoces du temps , ou à vous
ttrister d'un teint trop enluminé , accourez aux eaux de
réoulx : c'est là que les nymphes si long-temps adorées
ar les anciens Romains , vous accueilliront avec em-
ressement dans leurs grottes mystérieuses, où la déesse
ygie préside elle-même à la distribution de leurs bien-
its ; en vous baignant dans leurs eaux, vous renaîtrez
la vie et à la santé, et aucune de vous n'en sortira
ans y laisser les taches qui la déparent. »
Un aussi brillant appel aux beautés parisiennes a pro-
uit un effet dont Mr. Robert doit être bien flatté.
. A. I. la princesse Pauline , à qui il avait adressé un
xemplaire de son ouvrage , s'est déterminée , sur les
onseils de son médecin, à se rendre aux eaux de Gréoulx :
n exemple si illustre ne peut manquer d'être imité.

Signés , JOYEUSE ,
BESSON.

HISTOIRE

MÉDICALE ET CHIMIQUE

DES EAUX MINÉRALES DE GRÉOULX.

Les Romains qui firent un long séjour dans la Provence, connurent les eaux de Gréoulx. Différentes inscriptions qu'on y voyait anciennement ne laissent aucun doute à cet égard. Un temple y fut bâti en l'honneur de la déesse Hygia; et la proximité de la ville de Riez, fondée par Jules César, embellie par Auguste, et qui fut si long-tems le chef-lieu d'une colonie romaine, ne pouvait manquer de donner de la célébrité à ces bains. Différens monumens y furent élevés par les vainqueurs des Gaules, mais ils ont tous disparu sous la faulx du tems, ou sous la main des barbares. Beaucoup d'auteurs

A 3

(6)

veulent que ces eaux aient été renommées du tems des Celtes, puisque suivant eux, l'étymologie de Gréoulx *Grizelium*, vient du Celtique *Grezum* qui signifie douleur ou maladie, et de *Lin* qui signifie eau, comme si l'on disait eaux pour les maladies (1). L'histoire nous apprend que, lors de l'invasion des Vandales ou des Sarrasins qui ravagèrent la Provence, les bains de Gréoulx furent ensevelis sous des décombres ; ils restèrent inconnus, jusqu'au tems où les Templiers devenus seigneurs de Gréoulx les rétablirent. Ils y fondèrent même un hospice pour les malades de leur ordre. Enfin, lors des guerres civiles et féodales, des voisins jaloux ne pouvant soumettre les habitans de Gréoulx renfermés dans une citadelle dont on voit encore les ruines, crurent se venger de leur courageuse résistance, en détruisant de fond en comble l'établissement des bains. Depuis cette époque, la source resta perdue jusqu'au commencement du

____

(1) Papon, histoire de Provence, tome 1, page 86.

17.me siècle, où elle commença à surgir de nouveau au bas d'une prairie. Différens médecins de la contrée s'empressèrent alors de rappeler au public, les antiques vertus de cette source. Les malades y accoururent en foule; et c'est de ce jour que date, pour ainsi dire, la troisième création des bains de Gréoulx.

Les docteurs Esparron et Darluc ont chacun donné un traité sur les vertus curatives et l'analyse chimique de ces eaux minérales; mais à l'époque où ces deux hommes ont écrit, la médecine et la chimie étaient tellement encroûtées d'erreurs, qu'il devient aujourd'hui indispensable d'oublier leurs ouvrages, et d'en refaire un nouveau, dégagé de cet esprit de système qui égara si long-tems la raison, et éclairé du flambeau moderne des sciences naturelles, qui ont déjà tant illustré notre siècle et qui n'ont pour base que l'observation.

Nous allons jeter un coup d'œil topographique sur le village de Gréoulx, avant de faire connaître, par l'analyse chimique, les principes que ses eaux contiennent ; puis nous terminerons par l'exposé succint et rapide de toutes les maladies auxquelles les bains de Gréoulx sont évidemment utiles. Une expérience de plusieurs siècles et de milliers d'observations confirment leur effi-cacité. Pour tous les habitans du midi , ces eaux minérales sont un des plus grands bienfaits que la providence ait pu leur ac-corder ; mais les médecins de la provence en prescrivent trop rarement l'usage à leurs malades. Oui , si Hippocrate avait connu leurs vertus, Hippocrate les eût divini-sées ! ...

Le village de Gréoulx (1) , bâti à mi-cote, et non loin de la petite rivière du Verdon ,

---

(2) Gréoulx est à l'extrémité du Département des Basses-Alpes , à deux lieues au-dessus du confluent des deux rivières du Verdon et de la Du-rance, il ressort de la justice-de-paix de Valensolles; à trois lieues de Riez , à dix de Digne , à huit d'Aix et à treize de Marseille , dans la direction N. E. de cette dernière ville.

jouit de l'exposition la plus salubre. Abrité du côté du nord, il reçoit l'influence solaire pendant toute la journée, lorsque le ciel reste pur et sans nuages. Le sol est très-fertile, et les habitans y jouissent de l'aisance et de la santé. De riches vignobles, des vergers d'oliviers et des bois taillis couronnent le sommet et le penchant des collines environnantes ; tandis que la plaine offre une forêt d'amandiers et de vastes prairies. La grande route de Marseille et de Toulon, qui conduit à Digne, à Riez et à Grenoble, donne beaucoup de mouvement à ce petit pays. On y trouve de fort bonnes auberges, abondamment pourvues de toutes sortes de gibiers; on y mange continuellement des poissons frais qu'on pêche à la rivière et des fruits excellens. Les vins des Mées, du Castellet, de Riez et la clairette de Sainte-Tulle, y sont fort recherchés encore de tous les amateurs. . . . . C'est à deux cens pas environ du village, au pied de deux petits coteaux, dans une vallée charmante et tout près du Verdon, que se trouvent les bains.

On y arrive par un chemin de voiture très-commode et bordé d'une allée de jeunes platanes. Le terrein qui avoisine la maison, forme une espèce d'enclos où sont plantés des arbres fruitiers de toute espèce, ce qui surtout est fort agréable pour les personnes qui se rendent aux eaux au mois de septembre : à gauche des bains, s'élève sur un petit tertre, un superbe colombier, et l'on voit à droite un beau jardin potager ; du côté de l'ouest coule un petit ruisseau d'une eau claire et limpide, dont les bords émaillés de fleurs et de verdure, sont ombragés de saules, de peupliers et d'autres arbustes aquatiques. Au printems, lorsque les oiseaux célèbrent leurs amours, les rives du Lignon n'offrent pas un site plus pittoresque ou plus enchanté. Ce local ne laissera rien à désirer, du moment qu'un vaste mur de clôture en formera une espèce de parc, et que différentes promenades et divers jeux gymnastiques permettront aux malades de s'y livrer, au gré de leurs caprices, à tous les exercices du corps, ou bien à de douces et solitaires rêveries.

Parmi les promenades que l'on trouve aux environs des bains, il n'y en a point de plus agréable que celle du vallon qui conduit à Valensolle, et que j'appèle aujourd'hui vallée de la Princesse, en mémoire des courses fréquentes que la princesse Pauline y faisait durant son séjour aux eaux. Cette vallée dans un site des plus pittoresques, et qui a quelque chose de romantique, est entourée de coteaux toujours verdoyans, et dessinée avec un art admirable par la main de la simple nature, au milieu des prairies et des bosquets que parfument à l'envi la violette, le chèvre-feuille et l'aubépine; et qu'arrose, en serpentant, un ruisseau dont le doux murmure et les eaux sans cesse cristallines ajoutent au magique tableau de ces lieux enchantés.

C'est sur le coteau à droite que l'on voit la pyramide élevée en l'honneur de la princesse Pauline, le 14 juin 1807, jour mémorable de la victoire de Friedland. Ce simple monument d'un grain aussi dur que l'autel votif de Faustine qui est encore intact après vingt siècles , attestera à nos derniers neveux le passage et le séjour dans cette contrée de la sœur bien-aimée du Grand Napoléon.

Depuis l'arrivée de cette illustre malade, la maison de Gréoulx a reçu de nouveaux accroissemens. Le docteur Gravier qui en est propriétaire n'oubliera rien pour l'embellir et sur-tout pour rendre les bains et plus commodes et plus nombreux.

Ces bains, au nombre de sept, sont disposés sous plusieurs voûtes trés-obscures; il faut descendre trois ou quatre escaliers pour y pénétrer. La chaleur très-grande dans tous, est sur-tout étouffante dans les étuves ; c'est pourquoi les personnes qui ont la poitrine faible, n'y peuvent respirer long-tems.

L'eau minérale surgit du sein de la terre

(13)

à une très-grande profondeur. Pour la distribuer dans les bains, on a pratiqué un puits, où l'eau s'élève par son propre effort comme dans le corps d'une pompe, jusqu'à la hauteur de vingt pieds environ. On ignore si ce puits est un ouvrage ancien, ou s'il ne date que du dernier rétablissement des bains.

Pendans l'hiver, les femmes des Gréoulx viennent laver leurs lessives, à l'endroit où l'eau minérale, alors non employée à l'usage des bains, s'échappe de sa source, pour se mêler au ruisseau qui est voisin ; la chaleur qu'elle conserve encore alors ; quelque vertu lixivielle peut-être qu'on lui suppose de plus qu'à l'eau ordinaire, lui font donner sans doute cette préférence.

Les collines de Gréoulx ne présentent à leurs surfaces, aucunes traces de ce qu'on appèle les élémens volcaniques. On n'y aperçoit ni gypse ou sulfate de chaux, ni houille ou charbon de terre, ni pierre bitumineuse, ou soufre natif. En creusant la terre, on ne rencontre, ainsi que dans toute la vaste plaine de Valensolle, qu'un amas de cailloux roulés qui ont autrefois appartenu à la Durance, et qui n'ont été confusément entassés, que par les courans de la mer à mesure qu'elle s'est retirée de ces contrées. Il faut se transporter au village de St. Jurs, à quatre lieues N. E. de Gréoulx, ou sur les montagnes de Manosque, à trois lieues N. O. de Gréoulx et sur la rive droite de la Durance, pour y découvrir du plâtre et de la houille. Dira-t-on que les eaux minérales de Gréoulx sont une branche égarée des eaux minérales de Digne? Mais quel physicien pourra jamais croire qu'une eau thermale puisse parcourir un espace de douze à quinze lieues, en conservant toujours la même chaleur? Il est bien plus raisonnable de croire avec Darluc, que l'eau de Gréoulx s'échauffe tout près de l'endroit où elle surgit. L'aspect des lieux confirme que la source vient d'un petit coteau qui est situé au N. E., et dont le sol est évidemment calcaire. C'est dans ce coteau où la nature travaille à ses opérations chimiques, et où les Nymphes Grizeliennes échauffent continuellement leurs chaudières, sans avoir besoin des feux de Vulcain.

Si l'on pensait comme quelques naturalistes, que les coteaux de Gréoulx tirant au nord jusqu'à la Durance, ont la même conformité que les coteaux de Manosque, où l'on voit des sources bitumineuses et sulfureuses, on pourrait toujours dire pourquoi ces dernières sources sont constamment froides, tandis que celles de Gréoulx sont toujours chaudes? Pourquoi l'analyse démontre dans les unes et dans les autres, des principes tout différens ? Il faudrait supposer que dans un de ces grands bouleversemens dont il existe des traces si multipliées sur notre globe, les coteaux de Gréoulx ont été disloqués des coteaux de Manosque, et que c'est à une très-grande profondeur, que gissent les principes minéralisateurs (1). Cette supposition est erronée, et rien ne peut la confirmer. Au reste, ne pénétrons pas plus avant que de raison dans les mystères que la nature veut nous dérober. Nous ignorons encore la structure du monde astronomique, malgré les feux brillans qui l'éclairent ; et nous voudrions pouvoir lire dans les entrailles de la terre, l'histoire cachée des plus incompréhensibles évènemens ! . . . . .

----

(1) Les eaux de ces contrées ont été analysées par M. LAURENS. — Ce jeune chimiste qui honore son art, à Marseille, est déjà trop avantageusement connu par la précision de ces sortes d'ouvrages, pour qu'il soit nécessaire de prévenir le public que l'analyse des eaux de Gréoulx, qui lui appartient, est digne par son exactitude des éloges que tous les chimistes accordent à ses travaux.

ANALYSE

ANALYSE CHIMIQUE
DE L'EAU MINÉRALE
DE GRÉOULX.

C'EST à la source même que nous avons fait et répété diverses fois nos expériences.

Celles qui suivent ont été faites pendant le mois de septembre, époque où les bains de Gréoulx sont le plus fréquentés.

Caractères physiques de l'eau minérale.

L'eau de Gréoulx est claire, limpide et sans couleur ; reçue dans un vase transparent, elle offre quelques petites bulles, qui, s'élançant du fond du vase, viennent crêver à la surface du liquide : celui-ci présente le même phénomène à l'endroit d'où

B

il sort ; dans ce dernier cas. cependant l'existence de ces bulles est plus sensible et si on examine attentivement l'eau miné rale , on y apperçoit de tems en tem quelques bulles beaucoup plus volumi neuses, dont le dégagement détermine un agitation bien marquée à sa surface.

C'est en vain que nous avons cherché à obtenir quelques-unes de ces bulles à l'aid d'une cloche ; leur dégagement de l'eau mi nérale sur des points indéterminés de celle ci s'y est constamment opposé.

L'eau exhale une odeur bien marquée, qu se manifeste lorsqu'on est près de la source cette odeur , que diverses personnes dé signent à Gréoulx sous le nom d'odeur d soufre , fait de suite reconnaître au chimiste l'existence du gaz hydrogène sulfuré , gaz de la présence duquel il n'est plus permis de douter en connaissant quelques-uns des effets chimiques qu'on voit naître dans les lieux que l'eau entoure : le cuivre et l'argent y perdent leur brillant métallique et brunis- sent. L'action de ce gaz n'est point inconnue aux personnes qui habitent le local des bains; aussi ont-elles soin de garantir, autant que possible, du contact de l'air, l'argenterie de leur table qu'elles voient sans-cesse se colorer et brunir lorsque la même précaution n'est pas mise en usage. C'est ainsi encore qu'il arrive que des montres retardent et s'arrêtent même quelque fois lorsqu'elles sont exposées à l'action de ce gaz. Par la même raison, une femme qui ferait usage d'un fard métallique, serait exposée à voir sa figure noircir du moment qu'elle approcherait de la source sulfu-reuse, ou qu'elle entrerait dans le bain (1).

L'eau minérale offre aussi un goût qui y décèle, ainsi que l'odeur, la présence du gaz hydrogène sulfuré. Ce goût, au reste, est peu prononcé, et s'il inspire à

---

(1) On conçoit facilement la cause de ces phéno-mènes, par la formation des hydro-sulfures, aux-quels donne lieu l'action du gaz hydrogène sulfuré sur le cuivre qui compose les roues des montres, et sur les substances saturnines qui entrent dans la composition ordinaire du fard.

B 2

quelques personnes qui boivent de l'eau minérale de l'aversion pour celle-ci , on doit plutôt en attribuer la cause à l'action qu'exerce sur le sens de l'odorat, le gaz hydrogène sulfuré qui entoure la source de l'eau minérale, qu'à celle qu'exerce le même gaz sur l'organe du goût.

L'odeur et la saveur désignées , disparaissent facilement par le contact de l'air. Il suffit d'exposer l'eau à l'action de celui-ci , pendant une heure, pour qu'elle perde l'odeur et la saveur qui la caractérisent à son issue de la source. Ainsi privée de l'hydrogène sulfuré qu'elle contenait , l'eau ne présente plus qu'un goût salé , mêlé d'astriction : cette saveur salée est bien reconnue aux bains de Gréoulx , où nous avons vu quelques personnes préparer leur potage avec de l'eau minérale , sans y ajouter du muriate de soude , sel constamment employé dans nos pays, pour corriger la fadeur des alimens.

Nous devons ajouter ici , qu'à quelques pas de la source de l'eau minérale , sourd un filet de celle-ci, qui rêvet les pierres qu'elle mouille, de petits cristaux que la saveur seule fait reconnaître pour du muriate de soude.

L'astriction que l'eau de Gréoulx offre encore, lorsqu'on examine sa saveur, est bien sensible ; elle fut indiquée, il y a plusieurs années, par le docteur Esparron qui, parlant de cette eau minérale, s'exprime ainsi : « Elle imprime aux dents une » espèce d'âpreté et de stipticité sembla- » ble à celle que procure le vitriol bleu » quand on en touche les apthes de la » bouche, et y laisse une fraîcheur agréable » qui dure même assez de tems. » (1)

Diverses personnes que nous avons consultées sur cette saveur de l'eau minérale, y ont reconnu celle indiquée ci-dessus.

---

(1) Ce fut d'après cette propriété physique qu'il admit l'existence du fer dans l'eau de Gréoulx. Nous verrons dans la suite que cette saveur ne peut être due qu'à l'acide carbonique libre que contient l'eau minérale.

Cette eau est, comme nous l'avons dit limpide et transparente ; sa transparence n disparaît point lorsqu'on la garde dans de bouteilles bien fermées. Nous en avon, conservé pendant plusieurs mois sans qu'elle ait éprouvé d'altération sensible. Nous ne voulons point, au reste, en désignant l'inaltérabilité apparente de l'eau minérale, parler de l'odeur qu'elle exhale ; cette odeur s'affaiblit dans le cas cité, et devient même nulle lorsque l'eau a été transportée loin de la source, ou que des vases la recèlent depuis long-tems. Quoique l'eau ainsi conservée, n'éprouve pas d'altération bien marquée, nous devons pourtant indiquer ici l'existence de quelques atomes d'un corps floconeux qu'elle laisse déposer au fond des vases qui la renferment. Les petits corps dont nous voulons parler sont filamenteux et très-onctueux au toucher. Ils appartiennent évidemment aux substances organiques. L'acide sulfurique dégage du gaz hydrogène sulfuré de ces flocons, et y occassionne une légère effervescence. Ce dernier phénomène est dû au carbonate de chaux entraîné par ces flocons. On observe plutôt l'existence de ces petits filamens dans l'eau sur laquelle l'action de l'air atmosphérique s'est exercée. Dans ce dernier cas, la quantité de carbonate calcaire est plus sensible. Voici, à ce sujet, les faits que nous a fourni l'expérience.

Nous avons mis dans un vase à large ouverture, de l'eau minérale qui a été ensuite exposée au contact de l'air pendant quatre mois. Ayant examiné l'eau après ce tems, nous avons trouvé une pellicule saline à sa surface ; l'examen du fond du liquide offrait aussi un dépôt de la même nature, que nous avons reconnu pour du carbonate de chaux. Ce carbonate calcaire que nous avons déjà indiqué, était mêlé avec les petits filamens dont il a été question. L'acide sulfurique en dégageait aussi du gaz hydrogène sulfuré.

C'est sans doute à la présence de ces petits corps filamenteux, dont la propriété savoneuse tactile a été désignée, qu'est dûe l'onctuosité qu'offre l'eau minérale, et qu'on distingue quand on boit celle-ci à son issue de la source , ou lorsqu'on en fait usage pour des bains.

L'existence de ces petits filamens , au reste, que l'eau dépose , est, comme nous l'avons déjà observé , peu sensible. Ce n'en est point de même dans les bains qui avoisinent la source ; ici des flocons nombreux en couvrent le sol qu'ils rendent très-glissant. Les parois des conduits qui y dirigent l'eau minérale , en sont aussi tapissées.

La température de l'eau de Gréoulx ne varie jamais bien sensiblement. Cette eau est constamment chaude ; le thermomètre Réaumurien s'y élève jusqu'à 32 degrés ; aussi voit-on des nuages rendus plus ou moins sensibles par le contact de l'air, entourer la source, et donner naissance , en se condensant sur les parois de la voûte qui la récèlent , à ces goutes d'eau qui en tombent de tems en tems. Sa pesanteur , comparée à celle de l'eau distillée , ne s'éloigne point d'une manière tranchée de celle qui appartient à cette dernière. L'aréomètre de

Baumé ne s'y enfonce qu'un peu au-dessous de zéro.

Caractères Chimiques.

Pour énoncer les divers phénomènes qu'offre l'examen des caractères chimiques de l'eau minérale , nous examinerons ceux que l'eau présente lorsqu'on la traite avec des réactifs à son issue de la source , et nous indiquerons en même-tems de quelle manière elle se comporte avec ces réactifs, lorsqu'elle a été privée de l'hydrogène sulfuré par le contact de l'air.

Il est, nous croyons , nécessaire d'examiner l'eau sous ces deux états , afin de pouvoir apprécier d'une manière exacte la cause des phénomènes compliqués que détermine la présence du gaz hydrogène sulfuré dans l'emploi de quelques substances réactives.

Voici les propriétés chimiques que présente l'eau minérale : à son issue de la source , elle rougit bien sensiblement la teinture de tournesol. Si l'eau a éprouvé le contact de l'air pendant quelques jours, le même effet paraît d'abord ne plus avoir lieu ; cependant, lorsque la teinture bleue est étendue de beaucoup d'eau minérale, celle-ci la fait encore tourner au rouge. Traitée avec l'acide acétique, l'eau n'éprouve pas d'effet bien marqué ; sa transparence n'est point troublée.

L'acide sulfurique paraît produire une légère effervescence, et donne vingt-quatre heures après, quelques atomes d'un précipité blanc, que ses propriétés chimiques font reconnaître pour du sulfate de chaux.

L'acide muriatique oxigéné détruit tout-à-coup l'odeur que l'eau exhale. Cette dernière n'éprouve, pendant l'action de cette substance oxyphore, aucun changement bien sensible dans la transparence qu'elle affecte.

L'acide gallique ne produit aucun effet qui puisse faire soupçonner l'existence du fer que quelques-uns ont admis. Disons-en autant du prussiate calcaire, dont les effets sur l'eau minérale ne permettent point d'admettre du fer dans cette dernière.

L'eau de chaux fait disparaître promptement l'odeur de l'eau minérale; elle en trouble la transparence et détermine la formation d'un précipité abondant. Ce précipité qui affecte une couleur grisâtre, n'offre pas de saveur bien prononcée. Attaqué par l'acide muriatique , celui-ci le dissout avec effervescence et donne une dissolution dans laquelle les réactifs décèlent l'existence de la chaux et de la magnésie.

L'ammoniaque fournit encore un précipité dont les propriétés se rapprochent de celui donné par l'eau de chaux. Mis en contact avec l'acide muriatique, il s'y dissout avec effervescence. Diverses expériences prouvent qu'il est composé de carbonate calcaire et d'un peu de magnésie.

Ajoutons ici que ce précipité est moins abondant que celui fourni par le réactif précédent (1).

---

(1) On conçoit facilement la cause de la diffé-

La potasse louchit l'eau minérale et produit un précipité insoluble dans l'excès de l'alcali ajouté, et que l'acide muriatique attaque aussi avec effervescence.

Le muriate barytique fournit un précipité d'un blanc jaunâtre, que ses propriétés chimiques, et entr'autres son insolubilité

---

rence qu'offrent dans leurs quantités, les précipités que l'eau de chaux et l'ammoniaque séparent de l'eau minérale. Si on ajoute à celle-ci de l'eau de chaux, elle dépose du carbonate calcaire dont la masse se compose d'une partie de ce sel déjà existant dans l'eau, et d'une autre partie formée par l'action de l'acide carbonique libre sur l'eau de chaux employée comme réactif. On ne trouve point les mêmes effets dans l'ammoniaque qui, agissant sur l'acide carbonique libre, donne naissance à un sel dont la dissolubilité diminue la masse du carbonate calcaire, obtenue dans le cas précédent.

Observons ici que le carbonate de chaux déposé spontanément par l'eau minérale, lorsque celle-ci est exposée pendant quelque tems à l'action de l'air, reconnait pour cause la soustraction de l'acide carbonique libre, opérée par le fluide aérien,

dans l'acide nitrique, font reconnaître pour du sulfate de baryte.

L'oxalate ammoniacal forme dans l'eau des stries bien prononcées. Le précipité d'oxalate calcaire, à la formation duquel il donne lieu, est blanc et abondant. Telle est encore l'action du phosphate de soude. Ce dernier trouble promptement l'eau et occasione un précipité blanc.

Le nitrate d'argent agit d'une manière très-active ; il détruit promptement l'odeur de l'eau, la trouble et produit un précipité lourd, caséiforme et d'une couleur brunâtre.

L'acétate de plomb fournit également un précipité brun. Si l'action du même réactif s'exerce sur l'eau privée d'hydrogène sulfuré, le précipité qu'on obtient est blanc. Lorsqu'on l'examine sous ce dernier état, on trouve qu'il fait effervescence avec l'acide acétique dans lequel la plus grande partie de sa masse se dissout. Soumis à diverses autres expériences, celles-ci y décèlent l'existence des sulfate, muriate et carbonate de plomb.

Le nitrate de mercure trouble fortement l'eau minérale ; il fournit, si celle-ci est privée d'hydrogène sulfuré, un précipité dans lequel on trouve du sulfate et muriate à base du même métal. Ce précipité est coloré par du soufre, si l'action du réactif s'exerce sur l'eau puisée depuis peu d'instans (1).

---

(1) La quantité de soufre entrainée par ce réactif, est trop peu sensible pour être évaluée. On ne peut pas non plus l'apprécier d'après l'action de l'acide muriatique oxigéné, puisque celui-ci ne produit pas sur l'eau d'effet bien marqué. Il est donc impossible de déterminer, d'après le poids de ce soufre, la quantité d'hydrogène sulfuré contenue dans un volume donné d'eau minérale : d'ailleurs, nous observerons à ce sujet, que le gaz hydrogène sulfuré recevant des proportions très-variées dans les principes qui le constituent, ne doit point offrir des proportions constantes, lorsque la nature le dissout dans les eaux minérales.

Ne pourrait-on pas, en effet, regarder le gaz hydrogène sulfuré existant dans l'eau de Gréoulx, comme du gaz hydrogène peu sulfuré ?

En rappelant maintenant les divers faits que fournit l'examen physico-chimique de l'eau minérale, on trouve que celle-ci contient :

1°. Du gaz hydrogène sulfuré décélé par l'odeur que l'eau minérale exhale et par l'action qu'exercent sur cette dernière l'acétate de plomb et les nitrates d'argent et de mercure ;

2°. De l'acide carbonique reconnu par la teinture de tournesol, et par le carbonate calcaire dont l'eau de chaux détermine la formation (1) ;

Ce qui semble prouver que le gaz dont nous parlons, contient peu de soufre, c'est que l'eau minérale exhale une odeur bien marquée, quoique l'acide muriatique oxigéné n'en précipite pas de soufre d'une manière sensible.

(1) La couleur rouge qu'acquiert la teinture de tournesol, peut aussi être attribuée au gaz hydrogène sulfuré ; mais on doit observer qu'elle peut également reconnaître pour cause l'existence de l'acide carbonique libre, puisque l'eau minérale rougit la teinture bleue, lorsqu'elle a été privée de l'hydrogène sulfuré par le contact de l'air.

(32)

3°. De l'acide sulfurique dont l'existenc
est rendue sensible par le muriate barytique,
l'acétate de plomb et les nitrates d'argent et
de mercure ;

4°. De l'acide muriatique dont la présence
est encore prouvée par l'acétate de plomb,
ainsi que par le mercure et l'argent nitratés;

5°. De la magnésie , que l'eau de chaux
et l'ammoniaque précipitent;

6°. De la chaux que nous annoncent
l'acide sulfurique, l'oxalate ammoniacal et
le phosphate de soude.

L'eau minérale contient donc des sulfates,
des muriates et des carbonates , à base de
chaux et de magnésie , dont l'ordre qu'ils
suivent dans leurs combinaisons reste à déterminer. Observons, d'ailleurs , que l'eau
minérale contient du carbonate calcaire et
du muriate de soude , sels dont l'existence
est démontrée par ce qui a été dit jusqu'à
présent (1).

____

(1) Le gaz hydrogène sulfuré contenu dans l'eau,
et que celle-ci laisse sans cesse exhaler, produit

Action

ACTION DU CALORIQUE SUR L'EAU.

Analyse du produit fourni par l'évaporation.

Les phénomènes que présente l'examen

des effets chimiques qui ne doivent point être passés sous silence. Nous voulons parler des incrustations jaunâtres qu'on trouve sur les parois de la voûte qui recèle la source de l'eau minérale. Ces incrustations qui sont très-nombreuses, offrent à leur surface, de petits cristaux salins parmi lesquels se trouve du sulfate calcaire. Elles sont d'une acidité bien prononcée, altèrent fortement le linge et rougissent le drap coloré en noir. Nous n'énoncerons point ici les propriétés chimiques de ces incrustations, dont l'existence sur les murs qui avoisinent les eaux sulfureuses, a fixé, il y a long-tems, l'observation de quelques chimistes. Nous dirons seulement qu'elles contiennent quelques atomes de soufre, et qu'elles doivent leur acidité à du sulfate acidule d'alumine, sel de la formation duquel, l'auteur célèbre de l'analyse des eaux minérales d'Enghien, a le premier donné l'explication.

Quant au soufre dont on observe l'existence sur quelques-unes des incrustations qui avoisinent les bains de Gréoulx, provient-il de la décompo-

C

physique de l'eau minérale, nous ont porté à examiner aussi ceux qu'elle offre, lorsqu'à son issue de la source, on la soumet à l'action du calorique. Voici en peu de mots, de quelle manière celui-ci agit sur l'eau.

Dès que l'action du calorique sur l'eau minérale se manifeste, il se dégage d'abord des bulles qui troublent l'eau de chaux à travers laquelle on les fait passer (1) ;

---

sition du gaz hydrogène sulfuré par le contact de l'air ? Ne pourrait-on pas admettre que le gaz hydrogène sulfuré est condensé par le carbonate de chaux que la voûte offre à sa surface, et qu'il se forme ainsi des hydro-sulfures qui déposent du soufre, en passant à l'état de sulfure hydrogéné par l'action de l'air et de l'eau ?

Il est vraisemblable que ce phénomène a lieu par le laps du tems, et que la présence de l'eau qui humecte continuellement la voûte, en facilite l'existence.

(1) Pour déterminer la quantité d'acide carbonique libre, nous avons eu recours à l'eau de chaux. Celle-ci, mélée avec un poids déterminé d'eau minérale, nous a fourni du carbonate

l'odeur de l'hydrogène sulfuré s'affaiblit et disparaît même bientôt. Il se forme ensuite une légère pellicule à la surface du liquide, et celui-ci dépose, à fur et mesure qu'il se réduit en vapeurs, quelques-uns des petits flocons filamenteux, dont nous avons indiqué ailleurs l'existence dans l'eau minérale (1) ; évaporée jusqu'aux trois quarts

calcaire, dont la masse a été isolée par le calcul de celle appartenant au même sel existant tout formé dans l'eau. En déterminant, d'après les proportions du carbonate de chaux données par Bergman, la quantité d'acide carbonique libre que nous avons obtenu, nous trouvons qu'il existe dans deux livres d'eau minérale, 16 pouces cubes d'acide carbonique, celui-ci pesant 0 gr., 695 le pouce cube.

(1) Aux propriétés physiques déjà désignées qu'affecte cette substance floconeuse, on doit joindre celles qui suivent : elle exhale de gaz hydrogène sulfuré lorsqu'on la met en contact avec l'acide sulfurique, effet qui n'a point lieu lorsque cet acide agit sur des flocons bien lavés ; ceux-ci traités avec l'eau ne s'y dissolvent pas. Cette dissolution est pourtant opérée par la nature,

C 2

de sa masse , l'eau minérale laisse sur les parois du vase évaporatoire , une trace blanchâtre bien marquée, dont on observe , au reste , l'existence au commencement de l'évaporation , mais d'une manière moins sensible. La substance qui y donne lieu est légèrement salée , et l'analyse y démontre

---

puisque l'eau minérale , très-limpide à la source, dépose ces petits flocons filamenteux, lorsqu'elle éprouve l'action du calorique et celle du fluide aérien. Ils donnent de l'ammoniaque , d'après Darluc, lorsqu'on les traite à la cornue, et fournissent un charbon dans lequel on trouve du fer. C'est cette substance floconeuse que cet auteur avait désignée sous le nom de bitume. Quoique nous ayions dit ailleurs que cette substance offrait un aspect blanchâtre , nous observerons néanmoins, que les flocons qui la constituent deviennent noirs lorsqu'ils éprouvent pendant quelque tems le contact du sol argilleux sur lequel coule l'eau minérale.

Cette coloration des flocons que déposent beaucoup d'eaux sulfureuses, ne dépend, comme l'a observé le célèbre Fourcroy, que de l'action du fer contenu dans l'alumine , sur l'hydrogène sulfuré condensé dans ces flocons.

du carbonate de chaux, mêlée de quelques atomes de muriate de soude. Si à cette époque, on examine l'eau minérale, celle-ci n'a plus la saveur qu'elle offrait avant l'évaporation ; son goût salé est devenu plus prononcé ; l'astriction qu'on y trouvait n'existe plus. Ainsi rapprochée, l'eau dépose par l'action continuée du calorique de petits cristaux salins sur les parois du vase, cristaux que leur saveur seule fait reconnaître pour du muriate de soude.

Enfin, par l'entière évaporation du liquide, celui-ci fournit un produit blanchâtre, d'un goût salé et dont la propriété hygrométrique devient très-sensible lorsqu'il éprouve pendant quelques jours l'action de l'air.

Ce n'est point de ce produit obtenu à la source même et dont on a négligé de connaître la quantité, que nous pouvons désigner la nature chimique ; celui que nous allons analyser, a été obtenu à Marseille, où nous avons fait transporter de l'eau minérale.

Il est inutile de décrire les phénomènes que l'eau présente dans ce dernier cas, lorsqu'on la soumet à l'action de la chaleur. Ajoutons seulement que l'eau a été privée avant l'évaporation, de la petite quantité d'hydrogène sulfuré qu'elle contenait. Un produit de six gros et trente-cinq grains, a été le résultat de l'évaporation de vingt-quatre livres d'eau minérale. Nous avons indiqué quelques-unes des propriétés qu'affecte ce produit ; voyons maintenant celles qu'il offre lorsqu'on le soumet à l'action successive de l'alcool, de l'eau distillée froide et chaude, et qu'on le traite avec l'acide muriatique.

Ce produit n'est pas attaqué bien sensiblement par l'alcool ; trois onces de celui-ci très-rectifié et employé en deux fois, lui enlèvent pourtant vingt-cinq grains de sa masse. Le liquide alcoolique qui sert à cette expérience, séparé du produit par la filtration, conserve encore lorsqu'il est filtré, son état incolore. Soumis à l'action du calorique, il dépose pendant l'évaporation , quelques petits cristaux , pesant environ quatre grains , cristaux que leur saveur et l'emploi des réactifs font reconnaître pour du muriate de soude. Si on volatilise en entier la liqueur alcoôlique , on obtient un produit salin , dont la dissolution dans l'eau , présente les propriétés suivantes : elle est incolore ; l'eau de chaux la trouble et en précipite de la magnésie; le nitrate d'argent s'y muriatise. L'expérience prouve encore qu'outre le muriate de magnésie reconnu par ces deux réactifs , la liqueur aqueuse contient quelques atomes de sulfate de chaux dont la présence est décélée par l'oxalate ammoniacal et le muriate de baryte.

Le produit inattaquable par l'alcool , se dissout presqu'en entier dans huit fois son poids d'eau distillée froide. Celle-ci , ensuite filtrée , est transparente , incolore et d'un goût salé très-prononcé. Traitée avec l'eau de chaux , cette dernière ne la louchit pas ; le nitrate d'argent y occasionne promptement la formation d'un précipité lourd et abondant. L'oxalate ammoniacal et le muriate de baryte la troublent légèrement. Elle fournit par l'évaporation de petits cristaux de muriate de soude, parmi lesquels se trouve une quantité peu appréciable de sulfate calcaire.

Ainsi traité par l'alcool et l'eau distillée froide, le produit n'offre plus qu'un gros et treize grains de masse, dans laquelle on trouve des filamens que recouvre une substance pulvérulente et blanchâtre. Les filamens qu'on isole de cette dernière, à l'aide de diverses lotions faites avec l'eau distillée froide, pèsent huit grains. L'eau qui sert à cette expérience, tient en division le corps pulvérulent désigné, auquel est dû l'aspect louche que l'eau présente alors. Soumise à l'évaporation, elle fournit un produit pesant un gros. Ce dernier, traité avec l'eau distillée bouillante, perd 20 grains de sulfate calcaire, sel dont l'existence dans la dissolution nous est démontrée par l'oxalate ammoniacal et le muriate de baryte qui y forment des précipités. Enfin, ce que l'eau distillée bouillante ne peut dissoudre, se dissout en entier et avec effervescence dans l'acide muriatique. L'examen de cette dissolution n'offre que du muriate de chaux, ce qui nous prouve que la substance traitée avec l'acide muriatique, n'est que du carbonate calcaire.

Il résulte de ces diverses expériences que vingt-quatre livres d'eau minérale contiennent :

Gaz hydrogène sulfuré, quantité inapréciable.
Acide carbonique 192 pouces cubes.

Muriate de soude	5 gros	3 grains.
Muriate de magnésie		21
Sulfate calcaire		20
Carbonate de chaux		36
Matière floconeuse		8
Perte		7

TOTAL 6 gros 35 grains.

TABLEAU

DES DIFFÉRENTES MALADIES QUI ONT ÉTÉ GUÉRIES OU QUI PEUVENT L'ÊTRE PAR L'USAGE DES EAUX DE GRÉOULX, D'APRÈS LES PRINCIPES MINÉRALISATEURS, QUE L'ANALYSE CHIMIQUE Y DÉCOUVRE.

IL ne sera pas inutile de faire précéder ce que nous allons dire des vertus des eaux de Gréoulx, de quelques réflexions nouvelles sur les maladies chroniques en général, et sur leur traitement en particulier. Elles peuvent être considérées comme les prologomènes de la partie médicale de notre mémoire actuel. Rappeler les ressources que l'art présente pour l'heureuse guérison de certaines maladies réputées jusqu'ici incurables par beaucoup de praticiens, c'est consoler l'humanité, en donnant quelques rayons de plus d'espérance aux malheureux. Qui ignore que c'est dans l'emploi des eaux minérales que la médecine trouve les re-

mèdes les plus héroïques , surtout lorsqu'il
s'agit de combattre des affections lentes et
invétérées ? Si les organes digestif et cutané,
forment les deux systêmes régulateurs de
l'économie ; si du trouble de leurs fonctions
naissent presque toutes les maladies , quel
moyen plus victorieux pour les rétablir dans
leur équilibre naturel , que l'usage de certaines eaux minérales ? Les conseils d'Hippocrate pour la guérison de la folie par le
moyen de l'ellébore , et les voyages qu'il
ordonnait à l'ile d'Antycire où croissait en
abondance cette plante éminemment purga-
tive , ont été regardés jusqu'à ce jour
comme une de ces erreurs qu'un grand
homme même n'est pas toujours exempt de
payer à l'humanité. Cependant les recherches
modernes sur le siège de la folie, prouvent
que c'est aux viscères du bas-ventre , et non
au cerveau qu'il faut en rapporter les causes
organiques. Le docteur Prost vient de publier un ouvrage rempli de vues nouvelles
(1) , et qui a pour base l'autopsie d'une

---

(1) Coup-d'œil physiologique sur la folie.

infinité de maniaques ; il résulte de son travail qu'une bile viciée , que des mucosités , des engorgemens hépatiques , et surtout des vers intestinaux sont la principale cause du dérangement des facultés intellectuelles. On conçoit, d'après ces observations , qu'une nouvelle carrière est ouverte à la médecine pour le traitement des affections nerveuses qui troublent les facultés de l'esprit , et que désormais le remède le plus efficace , sera l'usage long-tems continué des eaux minérales fondantes , secondées par tous les autres moyens que peuvent fournir la médecine , l'hygiène et la philosophie.

C'est avec juste raison qu'on a regardé jusqu'ici les maladies chroniques comme l'écueil de la médecine. Cependant la plupart ne deviennent incurables que parce que, dès le principe , on néglige de consulter les hommes de l'art. Les lumières de l'anatomie pathologique démontrent sans doute des lésions organiques , contre lesquelles tous les remèdes sont inutiles, lors-

que la maladie est parvenue à sa dernière
période , et surtout lorsqu'on procède à
l'ouverture cadavérique ; mais croit-on que
dès l'invasion des symptomes , il n'eût pas
été possible de changer l'état morbifique
des organes ? Cette question ne peut être
mise en doute , parce que tous les jours
l'expérience dépose en sa faveur. A la suite
d'avortemens prématurés et de fausses couches , il arrive souvent des engorgemens
sanguins au foie et aux ovaires. Ces engorgemens abandonnés à la nature finissent
par devenir chroniques et même squirreux ;
dans ce dernier état, ils donnent naissance
à des hydropisies qui sont mortelles. Le
sectateur de la médecine expectante s'arme
de son scalpel, et procède à l'ouverture du
cadavre. Il trouve une lésion organique du
foie ou des ovaires , et il prononce dès-lors
que la maladie était incurable ; ce qui est
très-vrai , d'après l'état actuel de la destruction des organes. Mais si dans le principe un médecin intelligent eût cherché à
dégorger le foie ou les ovaires , par des

sangsues appliquées au vagin et à l'anus,
par des ventouses scarifiées, par des douches
fondantes , par des linimens volatils, par
des purgatifs fréquemment répétés , par la
boisson et les bains d'eaux minérales naturelles ou artificielles, ne serait-il pas parvenu à faire cesser la pléthore qui a donné
lieu à tous les accidens ? Et d'après cela ,
point de squirre, point d'hydropisie et conséquemment point de mort. Un homme a une
affection dartreuse ou psorique , il emploie
fort imprudemment des répercussifs ; son
humeur se porte sur la poitrine ; la toux
qui survient bientôt , annonce une maladie commençante du poumon. Si l'homme
de l'art qui est consulté néglige de s'informer de la cause qui a pu donner lieu à
cette affection , et traite le malade par les
béchiques et les pectoraux ; le mal s'enra-
cine , fait chaque jour des progrès, et une
pthisie confirmée se déclare ; enfin le malade meurt. On procède à l'autopsie cadavérique ; on trouve des foyers purulens,
des ulcères putrides qui ont détruit la subs-

tance du poumon ; et de suite voilà qu'on rapporte une nouvelle démonstration pathologique en faveur de l'incurabilité de la pthisie. Mais si lorsque la maladie s'est déclarée, le médecin en eût connu la cause, et qu'il eût employé les cautères, les vésicatoires, les eaux sulfureuses en boisson et en bains, les sudorifiques enfin pour rappeler à la peau l'humeur dartreuse ou psorique, qu'il aurait combattue ensuite par des remèdes appropriés, croit-on que le malade fût mort de pthisie, et qu'on eût trouvé ses poumons détruits par la purulence? Une jeune fille éprouve du chagrin, ou se mouille imprudemment dans l'eau froide, ses règles se suppriment, le sang se porte à la poitrine, y donne lieu à une pléthore locale, ensuite à un crachement de sang qui devient périodique, et qui ne tarde pas à produire une pthisie mortelle. Ici l'inspection cadavérique montre encore une destruction partielle ou presqu'entière du poumon. Dans cet état la malade a dû mourir, parce que son affection était au-dessus des ressources de la médecine. Mais, si par une méthode raisonnée, au lieu de combattre le crachement de sang et la toux par les vulnéraires et les juleps anodins, on eût rappelé les règles, le poumon serait-il devenu le siège d'une maladie mortelle ? .... Nous pourrions multiplier les exemples à l'infini, parce que chaque jour le médecin qui veut guérir et non simplement contempler les maladies dans la marche de leurs symptomes, en prévient beaucoup qui ne sont rien, traitées dans le principe, mais qui, négligées et abandonnées à la nature, donneront ensuite lieu à d'énormes lésions organiques et à une mort plus ou moins prochaine.

Nous sommes entièrement convaincus que les progrès actuels de l'anatomie pathologique ont beaucoup nui à la médecine guérissante, parce que l'habitude de voir sans cesse des destructions, éloigne l'idée de pouvoir les prévenir, et fait qu'on devient incrédule en médecine, à-peu-près

près comme l'homme qui devient matéria-
liste en examinant des cadavres.

A Dieu ne plaise que nous voulions jeter
de la défaveur sur les jeunes gens de mérite, qui, marchant aujourd'hui sur les traces
de l'immortel Morgagni , recueillent des
matériaux précieux pour la science ; mais
lorsqu'ils s'en tiennent à la seule inspection
cadavérique , et qu'ils négligent de combattre dès le principe une maladie , parce
qu'ils savent qu'elle est incurable parvenue
à sa dernière période , alors nous les
comparons à ces aruspices sinistres qui, chez
les Romains , ne présageaient que des mal-
heurs d'après l'inspection des victimes......

Les maladies chroniques ne sont donc
pas toutes incurables , si l'on a soin de les
traiter lorsque les remèdes peuvent avoir
encore quelqu'efficacité. Dans la plupart
des autres maladies , il faut presque toujours agir localement; mais ici il faut suivre
une marche inverse. C'est vers le point
éloigné de leur siège qu'on établit un centre
d'irritation qui détourne les humeurs de

la partie affectée. De-là , la théorie des vésicatoires , des saignées , des sangsues , des
purgatifs, des émétiques et de tous les autres
moyens capables d'opérer une dérivation
salutaire. C'est la méthode qu'ont toujours
suivie les grands praticiens ; mais guidés
par le seul instinct médical , ils se sont con-
tentés d'agir d'une manière utile , sans ex-
pliquer comment ils pouvaient réussir.
Ainsi Dessault ayant remarqué que l'opération du trépan était presque toujours funeste à l'hôtel-dieu de Paris , l'abandonna
entièrement pour lui substituer l'émétique
fréquemment répété. D'abord , on ne conçoit pas , surtout si l'on ne connaît pas bien
la théorie des fluxions , qui , d'après Hippocrate , constitue à elle seule toute la médecine , comment les vomitifs pouvaient
prévenir les épanchemens au cerveau ou
favoriser leur résorbtion. Mais , par l'irritation portée sur l'estomac , celle du cerveau
était diminuée ou détruite ; ce dernier organe cessait de recevoir un afflux de sang
et d'humeurs , et la nature ne travaillait

dès-lors à aucun épanchement. Dessault n'a-
vait point raisonné sa méthode ; il agissait
d'une manière empirique ; mais son génie
lui avait fait découvrir une voie sûre de
guérison , cela suffisait à ses malades ,
et n'ajoute pas moins de gloire à sa réputation. Reil , en Allemagne , rapporte plusieurs exemples de pthisies prévenues ou
guéries par des doses répétées d'ipécacuanha. En portant un stimulus sur l'estomac , il diminuait celui du poumon, et il
prévenait par-là les congestions sanguines et
humorales qui , dans la pthisie, commencent
toujours par engorger l'organe pulmonaire, avant d'en déterminer la suppuration.
C'est d'après les mêmes principes , que
Bosquillon a conservé une jeune personne
qui avait perdu tous ses parens de la pthisie ,
en lui ordonnant de légères saignées fréquemment répétées ; et que j'ai vu le célèbre Alphonse Leroi guérir une glande ul-
cérée chez une femme qui s'était échappée
des mains de l'opérateur , en employant
les saignées du pied , les purgatifs fréquens,

D 2

les vésicatoires , les linimens volatils, les emplâtres fondans et les eaux sulfureuses. Il est mille circonstances dans la vie où l'on peut entraver la marche de la nature , lorsqu'elle est encore au premier jet de certaines maladies. Le fameux adage , *principiis obsta* , est fondé sur l'expérience des siècles, et chaque jour en confirme la vérité. Le médecin , comme un général d'armée , ne doit point négliger les fausses attaques pour combattre ses ennemis ; et si son génie ne lui fournit aucune ressource dans les momens critiques , il est bien à craindre que chaque jour un crêpe funèbre ne lui serve de manteau. Nous connaissons une femme qui, outre la charpente d'une pthisique, a eu en différens tems des douleurs de poitrine, une toux opiniâtre et des crachemens de sang : eh bien ! nous sommes entièrement persuadés qu'elle n'a échappé à la maladie dont elle est menacée , que par les vomissemens journaliers auxquels elle se provoque, dans la fausse idée d'évacuer une saburre gastrique qui l'incommode. C'est la méthode de Reil qu'elle met en usage par un secret instinct sans doute qui nous porte à employer quelquefois les moyens les plus destructeurs en apparence, pour travailler plus sûrement à notre conservation.

D'après ce que nous venons de dire, on ne doit pas être étonné que Stoll, qui a fait un usage si fréquent de l'émétique, ait vu le délire chez un jeune homme, et le crachement de sang dans une infinité de pleurésies bilieuses, cesser subitement après l'administration d'un vomitif. L'irritation de l'estomac faisait cesser celle du poumon et du cerveau, et ces deux organes étaient débarrassés de leur pléthore sanguine ou humorale. Si l'on parvient à arrêter les pertes utérines, par l'emploi des vomitifs, des purgatifs, des vésicatoires, du moxa, n'est-ce pas en changeant le spasme fixé sur la matrice, et en faisant cesser, d'après le systême de Bichat, par une irritation nouvelle, l'exaltation des forces vitales accumulées sur cet organe ? C'est d'après les mêmes principes, que

Doulcet a obtenu tant de succès de l'emploi de l'ipécacuanha souvent renouvelé , dans le traitement de la fièvre puerpérale à l'hôtel-dieu de Paris ; et que dans les hôpitaux militaires de Nice, nous avons vu les vomitifs accélérer constamment la guérison des plaies. Tous les praticiens savent que dans les obstructions commençantes du bas-ventre , les émétiques réussissent très-bien ; et Portal dit qu'ils sont même spécifiques, administrés après les fièvres intermittentes, qui laissent des empâtemens aux viscères. Ils agissent alors non-seulement par les secousses qu'ils excitent , et qui doivent servir à dégorger les canaux obstrués , mais ils ne sont pas moins salutaires , par la dérivation des humeurs qui affluent toujours vers les parties malades. Ils connaissaient fort peu sans doute la théorie des fluxions, ces médecins que nous avons vu s'en tenir à la médecine expectante dans des hématémèses et des mélena aigus qui sont devenus proptement mortels. Comme dans ces divers cas, on ne pouvait soupçonner aucune lésion organique, et que l'ouverture cadavérique n'a montré aucune rupture des vaisseaux internes, ou d'anévrismes, mais une simple rougeur dans la membrane muqueuse des intestins, au lieu de donner comme ces expectans la tisane de cousoude, remède tout-à-fait insignifiant et inutile, il aurait fallu avoir recours aux vésicatoires, aux saignées, aux sangsues (1), aux sinapismes, au moxa, aux douches d'eau froide, aux scarifications même, et ces moyens auraient suffi pour sauver les malades, parce que l'exaltation ou la débilité des parties qui avaient donné lieu à l'hémorragie, auraient cessé par le centre nouveau d'irritation porté sur la surface du corps, et cela d'après les rapports sympathiques qui

---

(1) Dans les premiers jours du mois de frimaire an 13, l'évêque d'Orléans, l'ancien curé Bernier, de retour de Fontainebleau où il avait été voir le Pape, fut pris d'un vomissement de sang qui fit craindre pour sa vie; le médecin qui le soignait, lui fit appliquer beaucoup de sangsues à l'anus, et le malade fut bientôt guéri.

existent entre les membranes muqueuses
et la périphèrie de la peau.

Baglivi , en proposant de créer dans
certains cas , des maladies artificielles ,
pour faire disparaître les anciennes , connaissait tous les avantages de la méthode
dérivatoire ; et cette idée seule manifestée
de son tems , annonce toute la profondeur
de son génie.

La médecine expectante est donc meur-
trière par son inertie dans les maladies chroniques invétérées ; et c'est un service rendu à
l'humanité, que d'en signaler les funestes
résultats. Nous sommes loin de vouloir une
médecine perturbatrice et délirante comme
celle des charlatans ; il vaut bien mieux une
rivière douce et tranquille qui féconde les
campagnes, que ces torrens dévastateurs
qui en sont le fléau ; mais un peu d'intelligence suffit pour raisonner la médecine
agissante, et la soumettre à des règles fixes
et invariables. Sans doute ce serait méconnaître les premiers principes de l'art, si dans
des maladies éphémères , et qui sont bénins

gnes, on allait agir comme dans celles qui
tendent à une terminaison funeste. On abandonne à la nature tout ce qu'elle peut guérir
sans secours. L'exemple d'Hippocrate, qui,
réduit de son tems à un très-petit nombre
de remèdes, a été obigé de se resserrer dans
le cercle étroit de la médecine expectante,
est devenu contagieux pour les jeunes gens
surtout, qui n'ont vu en lui que le grand
homme observateur et descripteur des maladies, et non le médecin guérisseur. L'histoire de ses épidémies est un véritable mar-
tyrologe ; et le peu de victimes qui ont
échappé ne doivent encore leur salut qu'à
la nature et non à l'art, puisqu'Hippocrate
est resté constamment dans l'inaction et
tranquille observateur des phénomènes de
la maladie. Le climat de la Grèce, dira-t-on,
exigeait cette conduite de sa part ; mais
dans tous les pays du monde, on n'appèle
jamais un médecin pour observer, mais
toujours pour guérir. *Primò vivere, deinde
philosophari.* Dans tous les siècles, les
médecins qui ont eu le plus de réputation,

ont tous été des praticiens très-agissans; et c'est par les cures nombreuses qu'ils ont opérées , qu'ils se sont immortalisés dans l'exercice de leur art. Tels l'illustre Sydenham, Stoll, Cullen, Fothergill, Portal, Bosquillon, et tous les grands hommes qui , comme eux, ont rejeté la méthode expectante, parce qu'ils savaient que la médecine n'est point l'art d'observer les maladies, mais celui de les guérir..... (1)

D'après ces réflexions nouvelles applica-

------

(1) Nous déclarons ici que nous n'avons jamais eu l'intention d'insulter aux mânes du grand Hippocrate , cet homme divin , auquel l'antiquité éleva des autels, et dont elle consacra publiquement la mémoire. A l'exemple de Fouquet, de Montpellier , nous avons contracté dès notre enfance médicale , la louable habitude de saluer chaque jour , avec le plus profond respect , après la lecture de ses aphorismes , le buste de l'immortel vieillard de Cos. Et cet acte journalier d'un culte religieux peu commun , prouve que nous ne sommes point devenus infidèles à sa doctrine. Mais il y a aujourd'hui tant de disciples légers d'un maitre si profond , que nous avons

bles aux heureux triomphes que l'art peut obtenir sur la nature , un médecin ne doit jamais désespérer de la guérison de certaines maladies lentes qui se montrent les plus rebelles. Outre les remèdes connus et appropriés à leurs différentes stases , il doit avoir recours en dernière analyse aux eaux minérales salines et sulfureuses ; les effets qu'elles produisent sont étonnans , surtout lorsquelles sont administrées avec intelligence et continuité. Mille observations particulières constatent depuis des siècles leurs vertus ; et le tableau seul des différentes maladies où elles conviennent , suffit pour

---

cru , pour le bien de l'humanité et les progrès de la science , devoir signaler avec courage les erreurs d'un grand homme , sans prétendre toutefois vouloir diminuer en aucune manière le nombre de ses fidèles adorateurs. . . . . Au reste, pour de plus grands éclaircissemens sur notre foi hippocratique , voyez nos *Nouveaux élémens de Médecine-pratique* , 2 vol. in-8°. , an 13 - 1805, à Paris, chez Déterville , et à Marseille , chez J. Mossy , à la Canebière.

les rendre d'un usage général dans le traitement si long et si difficile des maladies chroniques. Le médecin qui les ordonne en pareil cas, établit presque toujours sa renommée sur de brillans succès.

CLASSE PREMIÈRE.

AFFECTIONS DU SYSTÊME PULMONAIRE.

Asthme.

Beaucoup de causes peuvent donner lieu à cette maladie; les plus fréquentes sont la répercussion d'une humeur cutanée, le dérangement dans le flux hemorroïdal et menstruel, la rétrocession de la goute, les glaires et les mucosités arrêtées dans les conduits aériens du poumon par atonie catarrhale, un engorgement lymphatique dans les vaisseaux pulmonaires. L'énumération de ces différentes causes suffit pour nous faire voir de quelle utilité les eaux de Gréoulx , prises en boisson ou en bains , peuvent être pour les combattre toutes avec succès.

Pthisie.

Parmi les fléaux qui ravagent l'espèce humaine , il n'y en a pas de plus terrible que la pthisie. Cette maladie enlève , au rapport de Sydenham , un septième des hommes qui périssent annuellement. Dans le midi, elle est très-commune , sur-tout parmi les habitans de la campagne. Outre les vicissitudes de l'atmosphère , on doit encore ranger parmi les causes prédisposantes de cette maladie, les liqueurs spiritueuses , le vin, les alimens épicés , l'ail et l'oignon dont le peuple abuse. Une nourriture aussi stimulante ne peut qu'enflammer le poumon , dès qu'il existera dans cet organe le plus petit symptôme de diathèse tuberculeuse. Mais dans les villes, la pthisie est produite le plus fréquemment par des métastases laiteuses , cutanées et utérines ,

par une constitution écrouelleuse et catarrhale, par des vices vénérien et scorbutique
dégénérés. C'est dans ces circonstances, sur-
tout au commencement de la maladie, que
l'on peut avoir recours avec avantage aux
eaux de Gréoulx (1). Mais lorsque la maladie
est avancée ou qu'elle dépend d'une irritation locale, produite par un engorgement
sanguin, les eaux sulfureuses comme sti-
mulantes sont très-nuisibles. Il faut alors
employer les saignées, les sangsues, les
vésicatoires, le moxa même, et prescrire un
régime débilitant. L'hémoptise qui précède
pour l'ordinaire l'invasion de cette maladie,
doit nous la faire distinguer de toute autre
espèce, où les toniques et les fondans sont
indiqués.

---

(1) Baumes et Portal conseillent l'usage des eaux
minérales sulfureuses dans la pthisie. Voyez leurs
ouvrages, intitulés : *Pthisie pulmonaire*, t. 1, p.
362 ; et t. 2, p. 136, 246 et 325. *Observations
sur la nature et le traitement de la Pthisie pulmonaire*, p. 161, 165, 175, 284, etc.

CLASSE SECONDE.

AFFECTIONS DU SYSTÊME DIGESTIF.

Dégoût.

Rien de plus commun que le dégoût et l'inapétence qui dépendent de l'atonie des forces gastriques. Comme l'estomac est le régulateur de la machine animale, toutes les autres fonctions languissent, dès que cet organe éprouve la moindre altération. La faiblesse de la membrane muqueuse qui le revêt, engendre alors des glaires qui troublent et vicient la digestion. Les eaux de Gréoulx réussissent toujours dans ce cas, comme toniques, à raison de l'acide carbonique qu'elles contiennent.

Nous avons souvent observé que la diarrhée, que beaucoup de praticiens prennent pour un relâchement ou irritation du canal intestinal , n'est le plus souvent qu'un symptôme dépendant de la faiblesse de l'estomac ; et nous l'avons toujours guérie en administrant des toniques capables de ranimer les forces digestives. Il y a environ deux ans que nous fûmes consultés pour une jeune femme d'environ vingt-cinq ans, qui , après les suites de sa première couche , était tombée dans le marasme le plus complet. Son visage , ses mains et ses pieds étaient déjà infiltrés. Une diarrhée continuelle l'affaiblissait de jour en jour. Après l'avoir bien examinée , nous crûmes que l'estomac était l'organe le plus sensiblement affecté , et qu'en portant nos soins sur ce viscère , nous pouvions encore triompher de la maladie. En effet, nous ordonnâmes des pilules toniques composées avec quelques grains de kina , de la canelle, de la limaille de fer, un demi-grain d'opium aqueux , et un extrait amer. De tems en tems , quelques cuillerées d'un bon vin vieux; pour tisane habituelle , l'eau

minérale

minérale de la vallée de Pusela, et dans moins de quinze jours, la malade fût complettement rétablie. Par la même méthode, nous retirâmes aussi des bras de la mort, un homme âgé de plus de cinquante ans, et qui depuis longues années avait une diarrhée colliquative. Un très-grand nombre d'enfans après leur sevrage, lorsqu'ils digèrent mal, sont épuisés par une diarrhée abondante, et dépérissent à vue d'œil. Les diarrhées qui accompagnent presque toujours les convalescences, sont aussi dépendantes de la faiblesse de l'estomac ; c'est pourquoi on les guérit par les boissons froides et les pilules toniques. C'est faute de remonter à l'étiologie de la maladie, que souvent on ne prescrit pas en pareil cas, les remèdes convenables.

Douleurs d'estomac.

Il est rare que les vomissemens n'accompagnent pas la cardialgie. Sans compter les vapeurs hystériques, au nombre des

causes qui donnent lieu à la crampe d'estomac, on sait que le reflux d'une bile âcre
et dégénérée produit quelquefois tous
les accidens. Les eaux minérales acidules,
prises en boisson, remontent les forces digestives, changent les qualités viciées de la
bile, et lui donnent un libre cours, parce
qu'elles agissent principalement sur l'organe hépatique.

Chlorose ou pâles couleurs.

Cette affection est encore dépendante
de la faiblesse de l'estomac. Les digestions
étant viciées, la nutrition, loin de porter
dans les canaux circulatoires, des fluides
vivificateurs, y charrie des fermens hété-
rogènes et non assimilés. Tout le systême
sanguin languit ; le systême lymphatique
prédomine ; de-là, la décoloration qui en
est la suite. L'inertie de l'estomac amène
l'inertie de la matrice ; c'est pourquoi les
femmes, les jeunes filles sur-tout, éprouvent cette affection à l'époque de la puberté.

Elle peut simuler toute sorte de maladies ;
mais le praticien qui ne s'en laisse point
imposer par des symptômes, ne tend dans
ce cas, qu'à un but ; celui de rétablir les
fonctions de l'organe gastrique ; et s'il y
parvient, l'organe utérin en éprouve la
première influence. Le flux menstruel qui
survient bientôt après, annonce l'entier rétablissement de la santé. Les eaux de Gréoulx
ont souvent opéré, en pareil cas, des
merveilles.

L'amenorrhée ou la suppression des règles, est une maladie très-commune chez
les jeunes personnes du sexe. Lorsqu'elle
n'est que passagère, ses effets ne sont point
funestes ; mais en se prolongeant, elle
donne naissance à des maladies dont quelques-unes sont promptement mortelles. Le
sang menstruel en se reportant de l'utérus
au poumon, produit une pthisie qui affecte tous les symptômes d'une maladie
aiguë. C'est dans ces circonstances que le
médecin doit se hâter de diminuer la pléthore pulmonaire, s'il veut s'opposer à une

suppuration plus ou moins prochaine. Il doit diriger tous ses soins du côté de la matrice, pour tâcher de rappeler le flux menstruel. Il emploiera non-seulement tous les remèdes rationnels, usités en pareil cas, mais il conseillera encore tous ceux dont son génie pourra lui faire pressentir les bons effets. Il ne négligera point les eaux minérales en boisson, en demi-bains, et même en douche sur les régions rénale et hypogastrique. Les injections de ces eaux dans l'utérus seront aussi très-indiquées ; mais il ne faut pas attendre que la maladie ait empiré pour en faire usage, parce que du moment que des organes essentiels à la vie sont détruits, ou profondément altérés, il n'est plus au pouvoir de l'art ou de la nature d'y remédier.

Leucorrhée ou fleurs blanches.

Abstraction faite de toutes les causes diverses qui peuvent donner lieu à cette affection, nous ne considérerons ici que celles qui exercent leur action sur l'estomac.

Les excès de table, les veilles prolongées, les jouissances de l'amour qui dérangent les fonctions digestives, donnent le plus souvent naissance à la leucorrhée, ainsi que les vices dartreux et psorique repercutés sur la matrice. Une métastase laiteuse produit aussi des pertes en blanc. Nous devons ajouter, pour l'instruction des praticiens, que dans bien de cas, on déguise sous le nom de fleurs blanches une véritable blennorrhagie. Pleins d'indulgence pour le sexe, il faut alors administrer les remèdes convenables, et laisser donner à la maladie le nom que l'on voudra. Les eaux sulfureuses seront très-convenables, lorsque la leucorrhée dépendra des causes ci-dessus énoncées. Elles seront même spécifiques lorsqu'il faudra détruire des virus fixés sur l'organe utérin.

Hypocondrie.

Dans cette maladie, il y a toujours des dérangemens dans le canal intestinal. Les

digestions sont pénibles, lentes, accompagnées de rapports acides et de nausées.
Le malade éprouve des borborigmes et
une constipation opiniâtre. Il est à observer que les causes morales ne produisent
l'hypocondrie qu'après avoir troublé les
fonctions digestives. Chez les hypocondriaques, les intestins sont farcis de glaires,
de mucosités et de vers. Chez de pareils
malades, les eaux de Gréoulx seront toujours administrées avec succès, à raison
des substances qu'elles contiennent.

D'après les nouvelles lumières acquises
par l'anatomie pathologique, le traitement
de l'hypocondrie, est aujourd'hui mieux
connu et plus rationnel. Le médecin doit
porter toute son attention sur les viscères
du bas-ventre ; c'est-là que gît le foyer de
la maladie. Long-tems on avait cru que le
dérangement des facultés intellectuelles,
ne pouvait avoir son siège qu'au cerveau
et à l'origine des nerfs. D'après ces fausses
idées, on dirigeait tous les remèdes vers
l'organe cérébral ; et de-là, naissaient tous

les insuccès des médecins dans le traitement
des hypocondriaques. Mais on a appris
aujourd'hui , et c'était la méthode d'Hippocrate , qu'en fondant les obstructions ab-
dominales , si communes chez ces sortes de
malades , on rétablissait les fonctions digestives , et par une correspondance sym-
pathique , qui est encore inexplicable , les
fonctions de l'entendement se régularisaient
à l'instant. Pour guérir donc cette affection nerveuse et bien d'autres encore , il
faut que le médecin soit un peu humoriste ;
et que c'est en vain qu'il aurait recours à
l'hygiène et aux autres moyens empruntés
de la morale et de la philosophie , s'il ne
commençait par dissiper les causes maté-
rielles qui donnent naissance à la maladie ,
par l'obstruction des viscères abdominaux.

CLASSE TROISIÈME.

AFFECTIONS DU SYSTÊME HÉPATIQUE.

Engorgemens biliaires.

Le foie est un organe très-sujet aux obstructions qui dépendent d'une bile viciée ou d'un embarras dans les vaisseaux secrétoires et excréteurs de la bile. Les affections morales tristes ont une influence funeste sur cet organe. Si les anciens fixaient le siège de la joie à la rate, on peut dire que c'est dans le foie que réside la douleur. De-là naissent, après de violens chagrins, les embarras des viscères, ces empâtemens des conduits hépatiques qui dégénèrent en obstructions lentes et chroniques, et qui résistent le plus souvent à tous les remèdes usités en pareil cas. Bien des praticiens néanmoins ont triomphé de ces maladies désespérées , lorsqu'ils ont pu prescrire l'usage des eaux minérales salines et hépatiques.

Calculs biliaires.

L'observation prouve que la plupart des suicides ont des pierres à la vésicule. Les animaux qui pendant l'hiver ne vivent dans leurs étables que de fourrages secs, sont sujets aux calculs biliaires , et la diarrhée qui leur survient au printems, dès qu'ils mangent de l'herbe verte , n'est suivant les vétérinaires que la fonte de ces mêmes calculs. Ce fait de physiologie, emprunté de l'économie animale , peut éclairer les médecins sur les remèdes les plus propres à combattre cette maladie. Les fruits rouges et acides, les jus d'herbes au printems, les eaux sulfurées, ainsi que les apozèmes amers pris séparement ou combinés seront spécifiques,

Jaunisse.

L'ictère qui dépend d'un engorgement chronique dans les vaisseaux biliaires, ainsi que de la formation d'un ou de plusieurs calculs dans la vessie du fiel, est pour l'ordinaire d'une difficile guérison. Il n'en est pas de même de la jaunisse spasmodique : elle cède aux calmans et aux légers apéritifs. Mais dans toutes les deux espèces, les eaux de Gréoulx ont réussi, sur tout si on les aiguise avec quelques sels neutres, comme le sulfate de magnésie ou le sulfate de soude. Le docteur Esparron rapporte avoir guéri, au moyen de quatre prises de ces eaux, dans quatre jours, M. le chevalier de Blaccas, atteint d'une jaunisse, pour s'être exposé à de grandes fatigues et à un grand froid à la chasse.

Hydropisie.

Le célèbre Corvisart nous a démontré jusqu'à l'évidence dans ses leçons de clinique, que sur cent hydropisies, il y en

avait au moins quatre-vingt-dix qui dépendent d'une lésion organique des vaisseaux
circulatoires. Dans ce cas, toutes les ressources de l'art sont inutiles : la nature doit
succomber à une époque plus ou moins
tardive (1). Mais il n'en est pas de même
dans les hydropisies, dont les empâtemens
des viscères abdominaux ou du foie, sont
les uniques causes. Telles sont les hydropisies qui sont la suite des fièvres intermittentes rebelles, ou qui ont été fort imprudemment arrêtées par une méthode
empirique. La médecine trouve alors pour
les combattre des remèdes héroïques, dans
l'emploi des eaux minérales de Gréoulx.

---

(1) Cependant les praticiens ne devront pas
abandonner ces sortes de malades ; dans le principe on peut prévenir les anévrismes du cœur
par de fréquentes saignées, par l'application des
sangsues et par le régime débilitant. Stoll avait
observé que la saignée était utile dans les hydropisies qu'il appelait pléthoriques. Nul doute
que la maladie ne fût dans ce cas, dépendante
d'un vice de la circulation ; mais à cette époque,
Corvisart n'avoit pas encore paru.....

CLASSE QUATRIÈME.

AFFECTION DU SYSTÊME URINAIRE.

Néphrite.

On appèle ainsi une colique rénale occasionnée par la présence ou la chûte d'un calcul dans les bassinets ou les uretères. Chez certains sujets cette douleur est atroce et menace d'inflammation. Les enfans des gouteux et les gouteux eux-mêmes sont très-sujets à la néphrite, sur-tout lorsqu'ils ont employé des remèdes capables d'opérer une métastase arthritique. Le calcul qui descend des reins et qui séjourne dans la vessie, devient le noyau d'une pierre ; il est donc important d'en favoriser la sortie par la voie des urines. Rien de plus efficace pour cela, que les eaux de Gréoulx prises en boisson, en bains et en douches sur les régions hypogastrique, lombaire et rénale. Ces eaux étant savoneuses et salines, sont éminemment diurétiques. Bien des médecins attribuent aux eaux des Pyrennées une vertu dissolvante pour le calcul humain. Dessault de Bordeaux est de cette opinion. Darluc, assure avoir vu dissoudre à la longue une pierre vésicale, sous la douche des eaux de Barèges (1). Quoiqu'il en soit, l'on peut assurer que beaucoup de calculeux, qui ont eu recours aux eaux de Gréoulx, ont rendu une quantité étonnante de sables, de graviers, de glaires, et jouissent depuis lors d'une santé permanente. La nature offre ici dans l'usage de ces eaux, un remède certain à tous ceux qui auront à craindre, quelque concrétion urinaire dans leur vieillesse, ou qui sont fréquemment tourmentés de douleurs néphrétiques.

____

(1) L'action mécanique de l'eau pure pourrait produire seule à la longue le même effet.

Catarrhe chronique de la vessie.

C'est de cette maladie que sont morts Voltaire, d'Alembert et Buffon. Elle reconnaît pour cause la métastase d'une affection dartreuse, rhumatismale ou arthritique; les progrès d'une blennorrhée (écoulement chronique par le canal de l'urètre sans signe inflammatoire); le séjour prolongé de la sonde ou des bougies , et la présence d'un calcul chez les vieillards. Tulpius et Henricus-ab-Héers assurent que les eaux de Spa ont paru fort efficaces pour guérir cette affection. D'autres médecins ont préconisé les eaux de Barèges et de Balaruc ; pour nous , nous ne conseillerons point d'aller chercher dans les Pyrennées , les remèdes dont la nature nous gratifie au pied de nos Alpes , et c'est sur Gréoulx que nous dirigerons nos malades en pareille circonstance.

CLASSE CINQUIÈME.

AFFECTIONS DU SYSTÊME GÉNITAL.

Dépôts laiteux.

Les femmes qui sans excuse légitime se dispensent de remplir les devoirs de mère, sont sujettes après leurs couches à une iliade de maux. Envain des accoucheurs complaisans se flatteront de s'opposer aux ravages du lait ; la nature brave tous leurs anti-laiteux ; les engorgemens aux mammelles et les dépôts sur les parties internes sont les résultats d'une funeste insouciance, ou d'une trop excessive pusillanimité. D'horribles douleurs précèdent toujours l'ouverture de ces dépôts ; comme une autre hydre de Lerne, ils se renouvellent continuellement pour fournir une nouvelle pâture à la douleur. De-là naissent ensuite

ces duretés indolentes qui, dans un âge
plus avancé et à l'époque critique, deviennent fréquemment le noyau d'un
cancer. Mille autres maladies souvent inconnues doivent leur origine à un lait
répandu. Beaucoup d'hydropisies en sont
aussi la suite. Les eaux de Gréoulx jouissent
en pareil cas d'une grande réputation ; elles
ont une vertu anti-laiteuse toute particulière, qu'aucun remède ne peut remplacer, sans en excepter même le fameux
petit-lait de Weisz.

Rhumatisme laiteux.

Les médecins qui, dans l'exercice de leur
art, n'adoptent qu'un système exclusif, et
surtout celui du solidisme, ne peuvent
comprendre ce que c'est qu'un rhumatisme
laiteux. Cependant il n'y a pas de maladie
plus fréquente ; et ce qui prouve la vérité
de sa dénomination, c'est qu'on ne peut
la combattre avec succès que par les remèdes
appropriés à son étiologie. Nombre de
femmes

femmes éprouvent très-souvent, dix à douze ans après leurs couches, des douleurs vagues qu'elles attribuent à un refroidissement. Tantôt c'est une partie externe qui est affectée, tantôt c'est un viscère ou un organe essentiel à la vie qui souffre et languit. Leurs maux restent long-tems inconnus ; et ce n'est que lorsqu'un médecin éclairé remonte aux causes premières qui ont donné lieu aux accidens, que des remèdes spécifiques peuvent être employés. Les premiers, sans doute, et les plus efficaces, sont les eaux de Gréoulx prises en bains, en boisson et rendues de tems en tems purgatives.

Engorgemens et ulcères de la matrice.

La matrice est un organe susceptible de recevoir les plus grandes altérations. Chez les femmes cet organe travaille sans cesse à des fonctions ou à des maladies. Ainsi, avant la puberté, la chlorose a son siège dans l'utérus. Depuis quinze ans jusqu'à

quarante-cinq, c'est dans le même organe
que s'accomplit le mystère de la reproduction. Après l'âge critique, c'est alors
que s'il y a des vices dans l'économie, ils
se déposent sur la matrice. De-là, les engorgemens utérins et les ulcères qui en
sont la suite. Les différens virus qui produisent les maladies cutanées et lympha-
tiques, peuvent par leurs métastases donner
naissance à tous ces désordres. C'est alors
qu'il faut faire une médecine active pour
changer le siège de l'action morbifique, et
créer à la hâte des maladies artificielles,
si l'on veut s'opposer de bonne heure à tous
les accidens. Un médecin qui recherche en
pareil cas, les causes premières, réussit
presque toujours, s'il parvient à les décou-
couvrir. Ainsi, après l'époque critique, si
le sang se porte à la matrice et l'engorge,
l'homme de l'art qui est intelligent, l'en
dévie par des saignées du pied, des sangsues
à la vulve, des vésicatoires et des purgatifs. Il emploie les mercuriaux, les amers
et les eaux sulfureuses, s'il a à combattre

un vice vénérien , dartreux et psorique. C'est par des apéritifs et des sudorifiques qu'il attaque une humeur rhumatismale ou laiteuse. Dans ces différens cas , on ne néglige point l'emploi des douches sur les régions du pubis et des lombes ; les douches ascendantes d'eaux minérales dans le vagin , ont souvent triomphé de beaucoup d'engorgemens qu'on croyait incurables.

Si malheureusement l'ulcère est formé, on a peu d'espoir de le guérir (1). Toutes

(1) En général , on abandonne trop tôt à la nature le traitement des ulcères à la matrice. Si l'on parvient à découvrir le vice morbide , on peut espérer de le combattre avec succès par les remèdes spécifiques. Les fleurs blanches imprudemment arrêtées par des astringens et des répercussifs , et un vice vénérien caché , peuvent donner lieu au grand nombre d'ulcères de la matrice , dont les femmes sont aujourd'hui affectées. On en sera peu surpris, si l'on pense qu'un homme libertin peut infecter son épouse, sans que le virus apparaisse par aucun symptôme extérieur ; et ce n'est souvent qu'après longues années, que l'un ou l'autre en ressentent les funestes atteintes.

les ressources de l'art , tous les bienfaits

Il peut même arriver que la maladie reste toujours occulte chez le père et la mère , pour ne se manifester ensuite que chez les enfans , sous la forme d'une diathèse écrouelleuse ou lymphatique. Comme l'observation prouve chaque jour que des suppurations d'organes internes ont été cicatrisées par un heureux effort de la nature, ou par les secours de l'art, on peut recourir avec confiance aux anti-syphillitiques , lorqu'on pourra soupçonner quelque vice vénérien déposé sur la matrice. L'exemple suivant d'une pthisie syphillitique heureusement guérie par un traitement mercuriel , doit par analogie enhardir les praticiens dans les maladies de l'utérus qui peuvent exiger la même méthode curative. « Une courtisanne âgée de dix-huit ans avait éprouvé les symptómes du mal vénérien ; elle fut mal traitée. Elle eut des ulcères aux jambes, des douleurs ostéocopes, des caries , le marasme survint. Il n'y avait point d'affection aux parties génitales; les cheveux étaient tombés , et deux ulcères s'étaient manifestés au pharynx ; la malade avait la charpente d'une pthisique. Il survint difficulté de respirer, toux séche , bouffées de chaleur , marasme, douleur fixe entre les urénus et fausses côtes; les menstrues étaient supprimées depuis deux ans.

de la médecine consistent alors à adoucir les symptômes, et à rendre moins douloureux les derniers momens de la vie. L'opium à forte dose , les cataplasmes de ciguë ou de jusquiame sont regardés , dans cette horrible maladie , comme des remèdes divins. O nature ! quel a été ton but , en livrant les femmes à d'aussi vives douleurs? Fallait-il leur accorder l'heureux don de plaire , puisque tu devais un jour les faire si cruellement mourir? Tes mystères sont impénétrables; notre faible raison ne peut les découvrir. Mais , ô nature ! la douleur était-elle nécessaire aux plaisirs et au bonheur du genre humain?.....

Bang donna la liqueur de van Swieten , la salsepareille avec le kina ; il suspendit ce remède de tems en tems , et dans l'intervalle , il donnait le lichen d'Islande , la gomme arabique. Il fit rester la malade dans la chambre , et dans deux mois elle fut parfaitement bien guérie. « (*Actes de la Société de médecine de Copenhague* , tom. 2.)

Stérilité.

On sait que la leucorrhée ou les fleurs blanches rendent le plus souvent les femmes stériles. Alors il n'est pas extraordinaire que beaucoup de femmes qui s'en trouvent délivrées par l'usage des eaux minérales, deviennent aptes à la reproduction. Il importe fort peu d'ailleurs de savoir de quelle manière les eaux minérales influent sur l'économie des femmes, afin qu'elles puissent devenir mères. Dès que l'observation constate qu'elles ont été utiles nombre de fois, les médecins doivent en prescrire l'usage. Sans doute les eaux de Gréoulx ne réussiront pas dans toutes les stérilités occultes ; mais quelle est la jeune femme qui, après avoir épuisé inutilement toutes les ressources de la médecine, ne voudra pas en dernière analyse, recourir à un moyen qui peut être si puissamment efficace? Il est si doux d'être mère, qu'une femme ne doit jamais renoncer à l'espoir de le devenir, parce qu'il est possible que par l'usage des eaux , elle acquière la faculté de pouvoir nouer les fruits de l'hymenée. Vénus sortie vivante du sein de la mer , est une allégorie qui nous prouve que l'eau est la mère commune de la nature, et que Neptune tient le sceptre de la fécondité.....

CLASSE SIXIÈME.

AFFECTIONS DU SYSTÊME NERVEUX.

Hystérie ou vapeurs.

Comme cette maladie est devenue aujourd'hui très-commune , et qu'elle se masque sous toutes les formes , nous en décrirons les symptômes avec assez d'étendue , pour qu'on puisse la reconnaître de prime abord, et la distinguer toujours des autres affections qu'elle simule, ou avec lesquelles elle se complique.

Le paroxysme se manifeste le plus souvent, par un resserrement à la gorge, la perte de la parole, de la déglutition, et un sommeil qui prive les malades de tout sentiment. Ils se manifeste quelquefois des convulsions terribles. Le ventre se gonfle et devient dur comme une pierre, ou il s'affaisse entièrement. Il y a des alternatives de froid et de chaud. La respiration est suspendue; le pouls est petit, inégal, intermittent et à peine sensible. Lorsque les accidens sont moins prononcés, ou varient, les malades se plaignent d'une douleur de tête connue sous le nom de clou hystérique, d'un froid au dos ou aux pieds, d'un battement aux artères temporales ou au bas-ventre qui forme des ondulations, de coliques violentes, d'anxiétés, de nausées et de vomissemens d'une bile porracée ou noirâtre, de palpitations du cœur, de sifflemens dans les oreilles, de vertiges, de frayeurs nocturnes, de tremblemens de

tout le corps , de lassitudes spontanées, de
douleurs , de crampes aux jambes, d'enflures à ces parties qui ne reçoivent point l'impression du doigt, ce qui doit les faire distinguer de l'enflure des hydropiques. Quelquefois les malades rendent par la bouche
des vents qui les soulagent. Il n'est pas
rare que les femmes dans cet état soient
fatiguées par des crachotemens incommo-
des , des toux séches et convulsives , des
hoquets, des hémopthysies , des pleurs ou
des éclats de rire involontaires. Le paroxysme peut durer plusieurs heures et même
plusieurs jours , en présentant tous les
symptômes d'une mort apparente. C'est sur-
tout dans ces circonstances , que les médecins doivent s'élever contre les inhumations
trop précipitées. Nous devons observer
avec Portal , que la roideur des membres ,
un froid glacial, la perte de la respiration,
la suspension du pouls, l'insensibilité même
ne sont point chez les hystériques , un
signe certain de la mort. Il n'y a que la
putréfaction qui puisse nous en assurer.

D'ailleurs , il est très-rare que les femmes meurent dans un accès d'hystéricisme.

Quelles que soient les causes de cette étrange affection , soit que l'on adopte le système de Pomme , ou ceux des autres humoristes qui lui sont opposés , l'usage des eaux de Gréoulx en boisson ou en bains n'en est pas moins le remède assuré. Ces eaux étant douces et savoneuses remplissent très-bien les intentions du médecin d'Arles , tandis qu'étant acidules et salines , elles combattent avec avantage les obstructions viscérales , les vers intestinaux qui sont aussi des causes de l'hystéric. L'acide carbonique que contiennent les eaux de Gréoulx , asphixiant les vers , on sent que dans bien de circonstances , ces eaux seront anti-hystériques , en devenant d'excellens vermifuges. Au rapport de Meïer , plusieurs tœnia ont été expulsés par des boissons chargées d'acide carbonique , et cette observation ne doit point être perdue pour les praticiens.

Convulsions.

Ici, comme dans toutes les autres anomalies du système nerveux, il faut chercher à calmer et à détendre l'état spasmodique qui donne lieu aux convulsions. Nous
avons dit dans l'article précédent que l'hys-
térie est souvent suivie de mouvemens con-
vulsifs plus ou moins considérables ; mais
il est bien d'autres causes cachées qui les
produisent. Sans compter les affections
tristes et prolongées, une éducation molle
et efféminée, une vie sédentaire, l'abus des
plaisirs du mariage, une sensibilité très-
vive ; combien de convulsions ne doivent
leur origine, qu'à des exanthèmes répercutés, qu'à une bile âcre et dégénérée,
qu'à des mucosités vermineuses ; et dans
ces derniers cas, on ne peut administrer
de remède plus convenable que les eaux
de Gréoulx.

Tremblemens.

On se persuadera sans peine , qu'il est impossible à la médecine de pouvoir guérir les tremblemens qui affectent les vieillards , ceux qui ont fait abus du vin et des liqueurs spiritueuses, ou qui étant la suite d'une fausse attaque d'apoplexie reconnaissent pour cause quelque lésion organique. Mais on pourra toujours se flatter d'obtenir la guérison d'un tremblement occasionné par la répercussion de quelque humeur cutanée, ou qui pourrait dépendre d'un embarras bilieux dans les viscères. Ce sera au praticien à déterminer les différens cas où il croira que les eaux sulfureuses et salines seront utiles, et à en régler l'administration suivant l'âge et l'état des malades. C'est la douche surtout qui paraît spécifique à Gréoulx , pour guérir les tremblemens qui dépendent d'une irritation nerveuse ou d'une faiblesse musculaire.

Épilepsie.

Il arrive très-souvent qu'une gale répercutée ou mal guérie donne lieu à des accès épileptiques. En 1803, nous en avons vu un exemple à Paris, chez un jeune homme de Melun, qui avait été à l'armée; il était parvenu jusqu'à sa vingt-cinquième année sans avoir eu aucune maladie. Mais après avoir été traité empiriquement d'un vice psorique qui lui avait été communiqué par un de ses camarades, il fut fréquemment sujet à des attaques d'épilepsie. Une douleur ou plutôt une espèce de fourmillement au petit doigt de la main droite, était le symptôme précurseur de l'accès. Après avoir interrogé le malade sur les causes qui pouvaient avoir donné lieu à son affection, et avoir reconnu la gale pour la principale, nous commençâmes, conjointement avec le célèbre Alphonse Leroi, un traitement anti-psorique, et le succès couronna notre attente. Dans moins d'un mois le malade , épileptique depuis quatre ans , fut radicalement guéri. Qui doute que les eaux minérales sulfureuses n'eussent été en pareil cas efficaces , puisque ce n'est peut-être qu'aux eaux hépatiques artificielles que nous prescrivîmes , que le jeune homme dût sa guérison? Les vices herpétique , écrouelleux , vénérien et d'autres humeurs délétères , peuvent aussi donner lieu par leur répercussion à l'épilepsie. Les eaux de Gréoulx servent alors à la combattre d'une manière victorieuse. Les nouvelles recherches pathologiques du docteur Prost, lui ont appris que chez beaucoup d'épileptiques , la maladie était produite et entretenue par des congestions bilieuses , par des mucosités et des vers intestinaux. Dans ce cas , les mêmes eaux seraient encore indiquées.

Mélancolie.

Cette maladie est très - commune en Angleterre , où on la connaît sous le nom

de spleen. Sapho et le jeune Werther nous
en offrent des exemples tragiques. Combien
de Nina en France deviennent encore
aujourd'hui foles par amour !..... La
mélancolie diffère de la manie, en ce que
dans celle-ci, il y a perte absolue de la
raison, tandis que dans la première, il n'y
a délire que sur un seul objet. Un mélancolique guérit beaucoup plus facilement
qu'un maniaque ; c'est pourquoi on ordonne avec succès au premier les voyages
et les changemens de climats. De tout
tems, il a été reconnu que les eaux minérales opèrent beaucoup de guérisons ,
soit parce qu'elles remédient aux désordres
physiques de l'économie, soit parce qu'elles
procurent à l'esprit des passe-tems agréables et des objets de distraction variés.
Ces eaux réunies aux vésicatoires , sont
spécifiques , lorsqu'une humeur cutanée
et des empâtemens des viscères ont
donné lieu à la maladie. « Les principes
du traitement de la mélancolie ont été
reconnus , dit éloquemment un profes-

seur célèbre (1), bien long-tems avant l'origine de la médecine grecque, et il paraît même que cette maladie remonte jusqu'aux siècles éclairés de l'ancienne Égypte. Aux deux extrémités de cette contrée, qui était alors très-peuplée et très-florissante, il y avait des temples dédiés à Saturne, où les mélancoliques se rendaient en foule, et où des prêtres profitant de leur crédulité confiante, secondaient leur guérison prétendue miraculeuse, par tous les moyens naturels que l'hygiène peut suggérer : jeux, exercices récréatifs de toute espèce, institués dans ces temples, peintures voluptueuses, images séduisantes exposées de toutes parts aux yeux des malades. Les chants les plus agréables, les sons les plus mélodieux charmaient souvent leurs oreilles. Ils se promenaient dans des jardins fleuris, dans des bosquets ornés avec un art recherché. Tantôt, on leur faisait respirer un air frais et salubre sur le Nil, dans des bateaux

_____

(1) Pinel, *Nosog. philos.*

décorés

décorés et au milieu de concerts cham-
pêtres. Tantôt, on les conduisait dans des
îles riantes, où, sous le symbôle de quelque divinité protectrice, on leur procurait
des spectacles nouveaux et ingénieusement
ménagés, et des sonates agréables et
choisies ; tous les momens enfin étaient
consacrés à quelque scène comique, à des
danses grotesques, à un systême d'amuse-
mens diversifiés et soutenus par des idées
religieuses. Un régime assorti et scrupu-
leusement observé ; le voyage nécessaire
pour se rendre dans ces lieux saints ; les
fêtes continuelles instituées à dessein le
long de la route, l'espoir fortifié par la
superstition, l'habileté des prêtres à produire une diversion favorable et à écarter
des idées tristes et mélancoliques, pou-
vaient-ils manquer de suspendre le sentiment de la douleur, de calmer les inquié-
tudes et d'opérer souvent des changemens
salutaires, qu'on avait soin de faire valoir
pour inspirer la confiance et établir le crédit
des divinités populaires ? »

G

Idiotisme.

Il arrive quelquefois que des croûtes laiteuses, des vices cutanés répercutés, des fièvres aiguës et humorales ont donné lieu à cette maladie. Après avoir fait usage des excitans répétés, comme les vomitifs, les vésicatoires, les purgatifs drastiques, les frictions de teinture de cantharides, d'alkali volatil, de camphre, de musc et l'urtication, il faut recourir aux eaux minérales sulfureuses, et les prescrire sous toutes les formes. On en a souvent obtenu en pareil cas des effets salutaires.

CLASSE SEPTIÈME.

AFFECTIONS DU SYSTÈME MUSCULAIRE.

Paralysie.

Les rhumatismes, les fièvres intermittentes, la suppression d'un ulcère ou d'un
émonctoire quelconque, une métastase et
enfin une tumeur arthritique ou cutanée, la
mauvaise administration du mercure, sont
tout autant de causes productrices de cette
maladie. Après avoir prescrit les remèdes
convenables, il faut finir le traitement par
la boisson des eaux minérales. Mais il faut
observer qu'autant les bains de ces eaux
sont utiles dans les paralysies qui dépendent
des causes précitées, autant ils sont funestes
dans les paralysies par pléthore, qui précèdent ou accompagnent presque toujours

les apoplexies. Le cerveau déjà engorgé, reçoit une surabondance de sang qui aggrave la maladie ou hâte promptement l'attaque apoplectique. Nous avons vu beaucoup de fautes commises par l'ignorance des malades et par le peu d'attention des médecins, qui avaient conseillé très-imprudemment l'usage des bains en pareil cas.

L'engourdissement des membres, la danse de St. Guy et toutes les autres anomalies musculaires, quoique peut-être elles appartiennent plus directement au système nerveux, sont traitées également avec le même succès par les eaux minérales chaudes, lorsqu'il s'agit de porter à la peau ou d'évacuer par les selles, quelque humeur morbide.

Rhumatisme chronique.

Le refroidissement subit après des travaux violens ou des exercices forcés, l'abus des spiritueux, la bonne chère, l'âge adulte, la saison de l'hyver, un tempérament sanguin, une constitution rhumatismale héréditaire, les voyages de long cours, et la répercussion d'une humeur cutanée, sont les causes excitantes de cette maladie. Lorsqu'elle a été mal traitée ou que le malade a commis quelque imprudence, le rhumatisme alors devient chronique. C'est dans ce cas que les bains de Gréoulx opèrent des guérisons miraculeuses ; en rétablissant la transpiration, ils assouplissent et calment comme par enchantement, l'irritation musculaire. Il n'est point de maladie où les eaux thermales puissent être employées avec plus de succès. Lorsque la douleur est fixée sur une partie déterminée, comme dans la sciatique, alors on agit localement au moyen de la douche ; on ne néglige point encore les étuves, le massage et les embrocations avec des huiles aromatiques, camphrées et volatiles.

CLASSE HUITIÈME.

AFFECTIONS DU SYSTÊME ARTICULAIRE.

Goutte.

Ce que nous venons de dire des bons
effets des eaux minérales dans le traitement du rhumatisme, s'applique aussi à
la goutte qui reconnaît le plus souvent pour
cause la suppression de la transpiration,
la rétropulsion de la gale ou des dartres,
l'impression du froid sur les pieds en
moiteur, ou sur les viscères abdominaux:
Parmi les meilleurs remèdes tant vantés
contre cette maladie, les sudorifiques non
échauffans ont été ceux qui ont eu le succès
le plus complet ; et les eaux sulfureuses,
prises en bains ou en étuves, méritent à

juste titre d'être classées parmi ces derniers
remèdes. Leur vertu sera bien plus assurée,
si la maladie arthritique peut être attribuée
à quelque affection cutanée.

Les goutteux qui se rendent aux eaux
de Gréoulx, ne doivent en faire usage
qu'après avoir essuyé complettement les pa-
roxysmes, et lorsque l'humeur s'est déposée
sur les articulations. Quelque métastase
dangereuse pourrait être la suite d'un usage
trop brusque ou inopportun de ces eaux.
Dans cette maladie, la nature exaspérée
ne demande que du calme et du repos; il
faut profiter du sommeil de la douleur, pour
l'attaquer avec succès dans son domicile.
C'est alors qu'on retire de grands avantages
de la douche, dirigée sur les articulations
affectées de nodus et de concrétions arthritiques. Il est une infinité d'observations
qui prouvent qu'on a fondu de cette manière ces espèces de concrétions, surtout
si le malade suit pendant quelque tems,
un régime approprié, et fait un long
usage des eaux à petite dose, soit seules,

soit coupées avec le lait, en s'abstenant du vin et des liqueurs fermentées (1).

____

(1) Darwin, savant médecin anglais, mort il y a quelques années, ressentit à l'âge de 40 ans, pour la première fois, une attaque de goutte. Il se sevra dès cette époque du vin et de toute liqueur spiritueuse, prenant néanmoins beaucoup de café, et il est parvenu par ce seul régime jusqu'à l'âge de 80 ans, sans éprouver aucun nouvel accès.

Le célèbre Alphonse Leroi, dit dans son *Manuel des goutteux*, page 92 et 93 : « Les douches d'eau simple, mais surtout celles d'eaux sulfureuses sont très-recommandables ; d'un côté, elles agissent par la percussion, par une fustigation aqueuse, par une espèce de massage sur toute l'habitude du corps, et d'un autre côté, par l'application du calorique qui développe le système sanguin et appèle à la surface la sécrétion des capillaires... On sait quelles cures prodigieuses s'opèrent par les douches aux établissemens des sources d'eau sulfureuse : c'est-là qu'on voit des prodiges de résolution de ces engorgemens aux articulations, produits par la goutte, le rhumatisme, par le virus écrouelleux, etc., etc. »
— Le docteur Tavarès, médecin de la reine de

Ankilose.

Indépendamment des dépôts articulaires, des vieilles blessures, on doit encore ranger au nombre des causes fréquentes de l'ankilose, le repos absolu, ou une fausse position. Nous avons souvent vu dans les campagnes, des personnes estropiées, quoique blessées légèrement, pour avoir tenu leurs jambes dans une continuelle flexion , au lieu de les mouvoir et de les étendre de tems en tems. Lorsque la maladie est récente, soit qu'elle dépende de cicatrices calleuses , ou d'un épaississement synovial , soit qu'elle soit la suite du défaut de mouvement , on

Portugal , dit en propres termes , dans sa dissertation sur la goutte : « Les bains d'eaux thermales sulfureuses résolvent les congestions aux articulations. Je peux alléguer et ma propre expérience et celle des autres ; » enfin , Dessault , de Bordeaux , regarde les eaux de Barèges comme spécifiques dans cette maladie. *Voyez son Traité de la goutte.*

a recours avec succès aux eaux minérales.
Combien de paralytiques n'ont dû leur
rétablissement, qu'à l'usage des bains
et des douches sulfureuses. Les cures qui
s'opèrent en pareil cas aux eaux de Barèges,
ne sont point étrangères aux eaux de
Gréoulx.

CLASSE NEUVIÈME.

AFFECTION DU SYSTÈME CUTANÉ.

Petite Vérole.

Quoique, graces aux bienfaits de la vac-
cine, nous ayons la conviction intime que
bientôt nous n'aurons plus à craindre les
suites malheureuses de ce fléau dépopu-
lateur, qu'elle combat avec tant de succès,
cependant Jenner et sa découverte trouvent
encore tant de détracteurs parmi les gens
de l'art et le peuple de la campagne, que

nous devons indiquer l'utilité dont les eaux de Gréoulx peuvent être pour remédier aux dépôts funestes qui accompagnent si souvent la petite vérole maligne et confluente. Une humeur purulente se jète quelquefois sur les articulations ; et de-là naissent mille désordres plus ou moins rebelles à l'art. Il n'est pas rare de voir une ophtalmie dégoûtante enlaidir après la petite vérole une jeune personne qui semblait avoir conservé sa beauté, en dérobant sa figure aux funestes cicatrices qui la sillonnent si souvent. Les vésicatoires, les purgatifs sont ordinairement indiqués en pareil cas, mais l'usage des eaux sulfureuses complette la cure.

Rougeole.

Les sujets cacochymes qui ont eu des rougeoles mal traitées, sont souvent exposés à des affections chroniques du poumon, d'où résultent des pthisies et des marasmes qui conduisent les malades au tombeau. Il n'est pas indifférent de ne jamais perdre

de vue la cause qui a pu donner lieu aux
accidens , surtout si elle a pu se marier
avec quelque affection cutanée. Je ne sache
pas qu'aucun praticien ait conseillé dans
cette maladie les eaux minérales ; cependant
elles deviennent une des principales ressources de l'art. En atténuant et déplaçant
l'humeur délétère , pour lui donner une
issue par les voies intestinales ou transpi-
ratoires , on console pour ainsi dire l'organe malade et on le délivre de son funeste
ennemi. Ne perdons jamais de vue , en médecine , que toutes les maladies chroniques
commencent par un point d'irritation , et
qu'en le détruisant dès le principe, on obvie
à tous les accidens. La nature , nous aimons
à le croire , travaille toujours malgré elle à
des maladies ; son instinct est sans doute conservateur ; mais d'après les lois qu'elle s'est
imposée , elle détruit , lorsque le jeu de
son organisme se trouve suspendu par le
sommeil des forces vitales , momentanément
opprimées ou devenues à la longue inertes
par trop de tension.

Gale.

Quelquefois les symptômes de la gale sont très-modérés , mais souvent ils éclatent avec la plus grande violence , et entraînent la maigreur, le dégoût, la fièvre lente. Si par des topiques inconsidérés , on répercute l'affection psorique, il survient toux séche, asthme, pthisie , épilepsie, attaque apoplectique , anévrisme du cœur et le germe de mille autres maladies chroniques ou aiguës, dont on ne reconnaît la cause que bien difficilement. Les recherches de Mouflet et de Méad ont découvert dans les pustules de la gale, une espèce de ciron (*acarus scabiei*), qui est promptement asphixié par le soufre. La nourriture de mauvais alimens, la malpropreté peuvent aussi produire des gales spontanées ; et certains virus donnent lieu à la symptômatique. Quelques fièvres intermittentes et la mélancolie ont souvent guéri par une éruption galeuse. Il est certains auteurs qui ont conseillé aux femmes stériles, l'inoculation de la gale, attendu, disent-ils, qu'elle purifie le sang et rend très-apte à la reproduction. Nous ignorons jusqu'à quel point cette doctrine est fondée, mais elle pourrait bien être du nombre de ces erreurs qui jadis passèrent pour des axiomes indubitables. En général, la gale est une maladie très-mal traitée ; on n'a garde d'appeler le médecin, parce que chaque commère donne son remède ; mais qu'arrive-t-il ? on emploie des répercussifs, l'humeur psorique rentre et se jète sur quelque organe interne ; de-là ensuite toutes les maladies précitées. Lorsqu'on a de semblables accidens à combattre, il n'y a pas de remèdes plus appropriés que les eaux sulfureuses en bains, en étuves et en boisson.

Dartres.

Comme la gale, une dartre répercutée peut donner lieu à de nombreux accidens:

de-là, les spasmes de la poitrine, les suffocations, les vertiges ; quelquefois l'apoplexie et la mort. Semblable à un protée,
cette maladie peut se masquer sous toutes
les formes, et souvent on ne reconnaît le
mal, que lorsqu'il est devenu incurable. Les
symptômes de cette affection, selon Pinel,
lorsque jetée sur quelque organe interne,
elle menace d'une issue fatale, sont d'abord
un dépérissement lent et sans fièvre, des fla-
tuosités après les repas, un sommeil agité,
la mélancolie ; puis inquiétude vive des malades sur leur sort, marasme, dépression
de l'abdomen, quelquefois dureté à la rate
ou dans quelque viscère, enflure des jambes,
fièvre lente, petite toux incommode, anxiété
et sentiment de suffocation ; enfin tous les
symptômes de la pthisie ou de la consomp-
tion, hydropisie imminente, devoiement
colliquatif, sueurs nocturnes et mort.

Dans les cas ordinaires, la douce-amère,
administrée avec précaution et intelligence,
suffit pour opérer la guérison. On peut au
besoin employer les sucs de plantes chico-

racées , les infusions de pissenlit , de patience , d'aunée , de gentiane , la tisane
d'écorce d'orme pyramidal qu'on a tant
vantée , les fondans , les apéritifs aiguisés
de sels neutres , mais les eaux minérales
de Gréoulx sont les seuls remèdes spécifiques.

Cette maladie est toujours assez grave,
pour que l'on consulte un médecin , et
c'est à lui à prescrire le régime à suivre
avant et après l'usage des eaux que nous
conseillons.

Lèpre.

On donne le nom de lèpre à toutes les
maladies cutanées hideuses , mais cette maladie est très-rare ; on en voit quelques
exemples épars çà et là dans les pays marécageux et chez les sujets qui ont été
mal nourris , qui ont fait abus des boissons spiritueuses , et qui ont vécu dans
une malpropreté cynique. Les virus vénérien , herpétique et psorique peuvent
donner naissance à cette maladie. Du tems

des

des croisades , il y avait vingt-un mille hôpitaux pour la lèpre , et nul doute qu'elle n'eût été importée en France de la Palestine. L'éléphantiasis ou véritable lèpre se reconnaît à la chûte des poils et des cheveux , à une voix faible et enrouée, à des yeux rougeâtres , à un visage extrêmement difforme , à une peau squirreuse , avec des tubercules durs et inégaux qui s'ulcèrent. Le traitement est le même que celui des affections cutanées précédentes. On a recours à un régime humectant et propre à favoriser l'excrétion de la peau. On fait usage des bouillons de veau , de poulet , de vipère , d'écrevisse , des infusions de lierre terrestre , de véronique , de marrube , d'hysope ; le mercure serait indiqué , si l'on soupçonnait quelque vice vérolique , et l'on termine le traitement par les eaux minérales de Gréoulx ; comme très-onctueuses, elles assouplissent la peau , et favorisent ainsi son excrétion , indépendamment qu'elles agissent comme apéritives et dépurantes.

H

Teigne.

On confond assez généralement la teigne avec les croûtes laiteuses ou la gourme; peut-être n'est elle à la rigueur que la même maladie dans des degrés et avec des symptômes différens. Les vices écrouelleux et vénérien produisent très - souvent la teigne, et lorsqu'elle est dépendante du premier vice, les glandes du cou et les axillaires sont engorgées. Quelquefois il faut abandonner à la nature la guérison de cette maladie. On a observé que l'enfant teigneux qui se fortifie et se livre à un fréquent exercice, est beaucoup plutôt guéri que celui qui reste sédentaire, faible et cacochyme. Outre les moyens connus pour guérir cette maladie, on a beaucoup vanté la poudre de charbon seule ou mêlangée avec le soufre et le cérat. Ce moyen a réussi au docteur Alibert, à l'hôpital St. Louis, à Paris. C'est un moyen assuré pour combattre l'espèce de teigne, qui n'a que de croûtes séches, et qui est connue sous le nom de muqueuse ; mais dans la teigne faveuse, où il y a des tubercules et un suintement d'une sérosité jaunâtre comme du miel, le charbon n'a pas répondu à notre attente. Dans cette espèce, il faut avoir recours au cataplasme de Dessault, fait avec la gomme ammoniaque, dissoute dans le vinaigre, ou à celui de Duncan fait avec un grain de sublimé corrosif, délayé dans deux onces d'eau avec de la mie de pain. Quelquefois ont est obligé d'employer la ciguë en cataplasmes et en lotion, et d'en faire prendre l'extrait à l'intérieur. Murrai guérit, par ce moyen, une teigne des plus rebelles et des plus in-vétérées. Les eaux sulfureuses peuvent être administrées avec beaucoup de confiance, toutes les fois que la teigne semble être moins une maladie essentielle et *sui generis*, qu'un symptôme de cacochymie lymphati-que, dépendante de quelque virus caché.

Il en sera de même pour les boutons et les efflorescences qui paraissent à la figure et sur le corps des femmes, s'ils sont produits par une acrimonie ou par un défaut d'excrétion cutanée. L'usage des bains chauds rétablira la transpiration, et les eaux de Gréoulx auront encore l'avantage de redonner aux jeunes femmes ce teint de lis et cette beauté printannière dont elles sont si jalouses, et que l'inexorable tems cherche à effacer si-tôt chez elles par des rides. Comme à la fontaine de Jouvence, le beau sexe rajeunit à la fontaine de Gréoulx, et ce miracle est sans doute dû aux Nymphes qui y président.

CLASSE DIXIÈME.

AFFECTIONS DU SYSTÊME LYMPHATIQUE.

Écrouelles.

On regarde ordinairement comme scrofuleux ceux qui dans l'enfance sont sujets à des opthalmies, aux chassies des yeux, au suintement des oreilles, au gonflement de la lèvre supérieure, quelquefois avec gerçures et écoulement jaunâtre, au nez rouge et douloureux, au gonflement des glandes cervicales, maxillaires et des aisselles, à une peau blanche et comme bouffie, à une tête volumineuse, à des reparties spirituelles et à la lenteur dans les mouvemens. Les principales causes de cette maladie sont un virus vénérien dégénéré, une mauvaise nourriture, l'habitation de lieux marécageux ou de chambres mal aérées et humides, l'allaitement par une nourrice enceinte, quelques maladies de la peau mal guéries ou répercutées ; enfin, une lymphe viciée ou stagnante dans le systême glanduleux, ou dans les vaisseaux vasculaires blancs de l'économie.

L'unique but que l'on doit se proposer dans le traitement de cette maladie, c'est de fortifier le systême. En effet, si toutes les causes morbides ont été débilitantes, la raison indique que ce sera par les toniques et les corroborans que les effets en seront détruits. En général, les amers, les ferrugineux et les anti-scorbutiques conviennent ; mais il n'y a pas de plus puissant dissolvant de la lymphe engorgée dans les glandes, que les eaux sulfureuses. De-là, la célébrité dont jouissent les eaux de Barèges pour la guérison des écrouelles : les eaux de Gréoulx peuvent remplir les mêmes indications, et doivent à cet égard obtenir aujourd'hui qu'elles seront mieux connues, la plus grande réputation.

Quelquefois, sans cause connue, les enfans sont sujets à des luxations spontanées du fémur ; on attribue cet accident à des chûtes , mais elles dépendent d'un vice écrouelleux. Si on en méconnaît la nature , les enfans périssent ; c'est dans ce cas qu'on doit se hâter de corriger par des remèdes généraux le vice lymphatique : les eaux sulfureuses et salines , comme celles de Gréoulx conviennent alors plus que jamais , et c'est par la douche qu'on guérit les claudications qui reconnaissent pour cause une lymphe viciée et dont la stase est combattue avec succès par la chaleur (1).

---

(1) Les eaux thermales doivent leurs vertus, non-seulement aux principes minéraux qu'elles contiennent, mais encore à l'action du calorique qui s'y trouve accumulé en excès , et dont le dégagement nous procure la sensation de la chaleur. Si l'expérience nous prouve , que nombre d'hydropisies et de tumeurs indolentes , ont été heureusement guéries par la seule influence des rayons solaires , il n'est donc pas étonnant que les eaux minérales chaudes opèrent des effets prodigieux dans certaines maladies chroniques , où tous les systèmes languissent et sont privés de vie. Le calorique

Carreau.

On appelait jadis cette maladie atrophie

qu'on administre alors , ranime la circulation des fluides engourdis , dégorge les canaux des glandes obstruées , et devient le remède le plus actif et le plus nécessaire pour exciter , selon les circonstances , des mouvemens conservateurs. Pour de plus amples développemens , voyez les différens traités des eaux minérales , publiés par Fourcroi, Dessault , Brieude , Martinet , Duchanoy et Saunders ; les traités de physique de Brisson et de Haüy , enfin l'ingénieux ouvrage de Socquet sur le calorique.... C'est pour nous conformer aux analyses des différentes eaux thermales précédemment faites , que nous n'avons point porté en ligne de compte sur notre tableau synoptique des eaux de Gréoulx , les trente-deux degrés de leur chaleur ; cependant cette propriété physico-chimique est à notre avis trop médicale pour devoir être omise ; le calorique est un fluide qui doit avoir une influence aussi marquée sur l'économie humaine , que les différens gaz et les substances salines qui composent les eaux minérales. Il est probable que certaines eaux thermales ne deviennent nuisibles dans quelques circonstances par-

mésentérique , parce que ce sont les glandes

----

ticulières , qu'à raison de l'excès de leur calorique.
Ainsi nous avons vu beaucoup de malades se plaindre
amérement des eaux de Digne. Ces eaux jouissent
néanmoins depuis long-tems d'une juste célébrité,
pour la guérison des militaires qui portent de
vieilles blessures et des membres roides et atro-
phiés ; aucune eau minérale du midi ne peut les
remplacer surtout pour les coups de feu et les
claudications qui proviennent de la guerre ; aussi
le gouvernement y entretient-il avec soin un hôpital
militaire dans la belle saison ; mais leur chaleur
s'élevant aux différentes sources , du trentième
jusqu'au quarantième degré , on conçoit que cette
température doit nuire dans quelques maladies
où le sang n'a pas besoin d'être rarefié par une
si grande chaleur. C'est aux médecins qui président aux eaux de Digne à les ordonner avec
les précautions nécessaires ; et alors la malveil-
lance et les préjugés né décrieront plus des bains
que les légions romaines ont si long-tems fréquentés , et dans lesquels César lui-même re-
trempa plusieurs fois son ame fière et guerrière
avant de faire la conquête des Gaules , à l'imita-
tion sans doute d'Achille qui devint invulnérable
après avoir été plongé dans les eaux du Styx.
Une observation digne de remarque , est que

du mésentère qui sont principalement affectées. Par le toucher, le ventre présente des inégalités très-sensibles, il est quelquefois ballonné comme un tambour ; les malades ont par intervalle une voracité extrême ; cependant ils maigrissent, la fièvre lente se

le petit département des Basses-Alpes, renferme dans son sein, non-seulement les eaux minérales de Digne, de Gréoulx et de la vallée de Pascla, richesses inapréciables aux yeux des médecins et des naturalistes ; mais il est encore célèbre par d'anciens souvenirs : son sol est le même que foulèrent du temps de César, les peuples connus sous le [nom de *Sentii*, d'*Edenates*, d'*Esubiani*, de *Veamini*, de *Gallitæ*, de *Bodiontici*, d'*Avantici*, de *Reii Apollinares* et surtout d'*Albici*, qui défendirent si bien Marseille dans le tems que le vainqueur des Gaules en fesait le siège. Ce grand homme s'exprime ainsi dans ses commentaires : *Massilienses, Albicos, barbaros homines, qui in eorum fide antiquitùs erant, montesque supra Massiliam incolebant, ad se vocaverunt.* Voyez encore Pline, Strabon et Ptolomée, sur la grande réputation de courage et de bravoure que César a donnée à ces différens peuples....

déclare, le marasme survient, et puis con-
somption et la mort. Les glandes du cou
sont engorgées, et celles de l'abdomen sont
stéatomateuses ou en suppuration. Les
écarts de régime dans l'âge tendre, la
répercussion de quelque maladie cutanée,
et toutes les autres causes des écrouelles
peuvent produire cette maladie. On prescrit
aux enfans qui en sont affectés, le régime
anti-scrofuleux, et les eaux minérales de
Gréoulx doivent être de ce nombre ; on
seconde l'effet des remèdes par un bandage compressif sur le ventre. Un pharmacien très-distingué de Paris, Cadet,
rapporte avoir vu dans un canton de la
Bourgogne, un remède de bonne femme,
guérir en deux ou trois jours les enfans
attaqués du carreau. Leur mère prenait une
très-belle pomme reinette ou de calville, la
lardait en tout sens de petits clous rouillés,
la faisait cuire, et après avoir ôté les clous,
elle en fesait manger la pulpe au malade.
La chimie nous apprend que la pomme
ainsi cuite, contient un mâlate de fer.

N'en déplaise au célèbre pharmacien , ce remède ne pouvait réussir que dans les premières périodes de la maladie , et nullement lorsqu'il y avait déjà dégénération et purulence des organes.

Syphillis ou maladie vénérienne.

« Il règne un préjugé qu'il faut détruire , a dit , avec très-juste raison , Darluc (1). L'on s'écrie de tous côtés , que les eaux thermales sont contraires aux maux vénériens , que malheur à ceux qui viennent à elles avec de pareils vices cachés ou non. Rien n'est plus faux que cette assertion fondée sur l'erreur. Combien de maladies vénériennes ne traite-t-on pas tous les jours, avec les plus grands succès , aux eaux des Pyrennées ? Combien de personnes infectées , n'accourent-elles pas à ces bains si salutaires, pour y laisser , sous prétexte de

____

(1) Traité des eaux minérales de Gréoulx en provence.

quelque autre incommodité, le vice capital
dont elles sont affectées ! Combien de militaires ne font-ils pas usage des eaux dans les
douleurs rhumatismales, sans que les maux
vénériens, dont ils sont attaqués, deviennent pour cela plus graves et plus considérables ! Elles contribuent plutôt à les
développer, lorsque leur marche est encore
cachée, ou que l'on ne fait que les soupçonner, et leur application méthodique
vient au secours des autres remèdes. Les
bains, les douches même associées aux
frictions mercurielles, les guérissent plus
sûrement. Nous avons vu dissiper aux
eaux de Barèges, des maux vénériens invétérés, avec carie des os, du nez et du front,
qui avaient éludé plusieurs traitemens di-
rigés par les plus grands maîtres, sans
qu'on eût pu modérer même les progrès
du virus ; et les malades déjà réduits au
marasme, reprendre peu-à-peu leur embonpoint, et au moyen des eaux et du
mercure administré de la sorte, être guéris
radicalement. »

Nous partageons entièrement l'opinion de Darluc et de tous les autres praticiens estimables qui ont toujours pensé que les eaux minérales, loin d'avoir une influence délétère sur le virus syphillitique, sont au contraire, très-propres par leur action stimulante, à réveiller le virus endormi et caché dans l'économie ; ce qui le rend facilement attaquable par les remèdes mercuriels, et en conséquence, plus sûrement destructible. La vérole, comme toutes les autres maladies de la lymphe, affaiblit le système ; et Hunter et Moscati ont observé que rien n'accélère plus sa guérison, surtout lorsqu'elle est invétérée, qu'un régime tonique et restaurant ; ils prescrivent le vin en pareil cas avec le plus grand succès. Combien de médecins de nos jours, en s'écartant de cette pratique raisonnée, rencontrent des virus syphillitiques incurables par la trop grande faiblesse constitutionnelle des individus, et qui souvent n'ont été entièrement domptés que par les écarts du régime des malades.

Svan-wieten rapporte l'histoire d'un homme affecté d'un vice vénérien bien prononcé , et qui , malgré tous les remèdes , n'en pût être délivré qu'en s'adonnant aux travaux forcés de la campagne , et en suivant en tout point le régime des laboureurs.

Les eaux de Gréoulx étant toniques à raison de l'acide carbonique qu'elles contiennent , seront donc très-indiquées dans certaines cachexies syphillitiques où l'estomac est devenu très-faible par l'abus des remèdes précédens; et ici , comme dans les autres dyspepsies , l'efficacité de ces eaux ne peut nullement être contestée.

APPENDICE

Sur quelques maladies générales et particulières.

Depuis long-tems on connaît la propriété qu'ont les eaux de Gréoulx de guérir les fièvres intermittentes qui dépendent d'une saburre bilieuse ou d'un défaut de transpiration. Ces sortes de fièvres sont très-com-

munes en été et en automne sur les bords
des rivières du Verdon et de la Durance,
lorqu'il y a des eaux stagnantes qui donnent
lieu à des exhalaisons putrides et délétères.
Le peuple de ces environs court chaque
année en foule aux eaux de Gréoulx,
comme à une piscine salutaire. On sait que
les engorgemens du foie, de la rate, la
jaunisse, l'hydropisie et la cachexie sont
la suite des fièvres quartes rebelles et long-
tems prolongées. Rien n'est alors plus efficace que la boisson des eaux salines et
sulfureuses pour fondre les embarras des
viscères, dissiper l'ictère en rétablissant
le cours naturel de la bile, et guérir l'hydropisie par l'abondante évacuation des
urines. On aiguise, au besoin, les eaux
minérales par l'addition de quelques sels
neutres.

MÉTHOD

MÉTHODE

A SUIVRE DANS L'ADMINISTRATION

DES EAUX DE GRÉOULX.

Avant d'entrer dans les détails pratiques de l'administration de ces eaux , nous croyons devoir faire précéder les sages réflexions que Parmentier a consignées dans le *nouveau dictionnaire d'histoire natu-relle* , sur les précautions qu'exige l'usage des aux minérales : elles serviront à régler la conduite du praticien , et à inspirer aux malades plus de confiance dans un remède que la nature prépare elle-même , et qui nous paraît un des plus grands bienfaits dont les hommes puissent la remercier.

I

« Il en est des eaux minérales , dit Parmentier , comme des autres médicamens. Il faut , si on veut compter sur leur efficacité , saisir le moment opportun de les employer dans les doses convenables, et avec les précautions qu'elles exigent, soit avant , soit pendant , soit après leur administration ; car elles n'apportent pas toujours d'altération sensible à la santé de ceux qui en boivent ou indiscrétement ou sans nécessité ; elles sont au moins dans le cas de manquer leur effet , lorsque, devenues nécessaires , on ne met pas en pratique les moyens qui peuvent en assurer le succès. Le meilleur et le plus puissant de tous , est, sans contredit, d'aller boire les eaux à la source , où elles n'ont rien perdu de leur température , de leurs principes et de leur activité , et où l'on peut espérer de trouver les conseils de l'expérience. Mais il arrive souvent que le régime qu'on prescrit aux malades , loin de favoriser la réussite des eaux , rend souvent nul et quelquefois préjudiciable , un secours que la nature semble avoir principalement destiné au soulagement de l'humanité. C'est donc aux gens de l'art de s'informer de la manière habituelle de vivre, afin de régler en conséquence celle qui devra être suivie pendant l'usage des eaux.

« Plusieurs médecins dominés par une routine aveugle, font subir à tous les malades indistinctement la même préparation, quoique la différence des constitutions et des affections admette beaucoup de modifications. La plupart sont dans l'habitude, par exemple, de faire toujours précéder l'usage des eaux par une purgation. Mais cette pratique est loin d'être fondée en principes : combien de fois la santé n'a-t-elle pas été dérangée pendant quelque tems pour une médecine prétendue de précaution, dont l'effet a mis ensuite le sujet dans l'impuissance de retirer des eaux minérales les avantages certains qu'il pouvait en espérer ?

« On convient assez généralement qu'il

I 2

ne faut commencer l'usage des eaux que par un verre ou trois au plus ; par ce moyen, on essaie les forces ou les dispositions du malade, et on connaît bientôt, sans courir aucun danger, si elles lui conviennent ; dans ce cas, on les augmente successivement d'un à deux et trois verres pour chaque jour. Si le malade est épuisé par la maladie ou par les remèdes qu'on lui a administrés, et qu'il soit frêle et débile, il est utile alors de les couper ; si au contraire, il est bien constitué et vigoureux, il faut élever la dose beaucoup plus haut ; on peut même aller jusqu'à la quantité de trois pintes dans l'espace d'une heure et demie ou deux dans la matinée.

« Mais quelle que soit la dose prescrite en raison de la maladie et de la constitution de l'individu, il est de la prudence d'aller à tâtons, ayant soin de ne boire la deuxième ou troisième pinte qu'après plusieurs jours de l'usage des eaux, et chaque jour, la deuxième dose ne doit être prise qu'autant que la première est bien passée, ainsi de suite. Pendant ce tems, il n'y aura rien de mieux à faire qu'à prendre modérément de l'exercice, et à se promener, en évitant les intempéries, et sur-tout de s'exposer trop brusquement au chaud, au froid et à l'humidité.

« Malgré ces précautions, il arrive quelquefois que les eaux les mieux indiquées opèrent une sorte de révolution dans l'économie animale, et qu'il survient à la suite de leur usage, quelque accès de fièvre : il ne faut pas s'en effrayer. Pour régler sa conduite à ce sujet, on doit observer que certaines eaux thermales, sur-tout les sulfureuses et les salines, qu'on prescrit ordinairement pour détruire des maladies caractérisées par la faiblesse ou par des engorgemens dans les viscères, ne peuvent produire les effets salutaires, qu'en augmentant la force de circulation et excitant dans les organes des sécrétions forcées, ce qui ne peut guère avoir lieu sans être accompagné de mouvement fé-

brile ; mais cette fièvre, lorsqu'elle est
modérée, est un des plus grands moyens
dont la médecine sait tirer parti dans les
maladies chroniques. On doit donc, dans
ce cas, recourir aux conseils des médecins,
et, en attendant, interrompre l'usage des
eaux jusqu'au retour de la santé , sauf à
les reprendre ensuite avec la même confiance qu'auparavant.

« Un des moyens les plus efficaces pour
seconder et assurer les bons effets qu'on
doit attendre de l'administration des eaux
minérales , c'est d'observer un régime
convenable pendant leur usage , et d'éviter
les excès en tout genre.

« Dans un mémoire publié il y a dix ans
sur les eaux minérales de Bourbon-l'Ar-
chambaud, de Vichy et du Mont-d'Or,
Brieude discute avec beaucoup de sagacité
une question diététique très-importante,
savoir si l'on doit permettre les végétaux
et les fruits aux malades , ou les tenir à
une nourriture purement animale, comme
on le fait à plusieurs sources minérales :

ce médecin conseille d'adopter le régime mixte ; les raisons sur lesquelles il se fonde, sont que les végétaux sont des alimens très-sains ; que, dans bien des cas, ils nous présentent des remèdes salutaires ; que l'habitude de les associer à nos alimens en santé, doit être respectée en maladie ; que d'ailleurs une nourriture formée du mélange des animaux et des végétaux, à laquelle on est accoutumé dès l'enfance, doit mieux convenir à l'estomac et être de plus facile digestion qu'une nourriture animale. Cet ouvrage renferme d'autres préceptes très-utiles sur l'administration des eaux minérales ; ils sont le fruit d'une expérience de plusieurs années passées auprès des principales sources méridionales de la France.

« Un préjugé malheureusement trop accrédité depuis long-tems, c'est d'interdire le laitage à ceux qui font usage des eaux minérales ; sans doute il y a bien des états de maladie où ce liquide ne convient pas ; mais combien d'observations prouvent aussi

que les malades le réclament comme par
instinct contre l'ignorance ou l'esprit de systême qui s'obstine à leur prescrire une autre
boisson pour laquelle ils ont une aversion
décidée. Le prétexte pour lequel on défend
le lait, est la coagulation qu'il doit éprouver
par l'effet des eaux. Mais cette coagulation
n'a-t-elle pas lieu dans l'estomac en toute
circonstance (1)? L'usage des eaux acidules
ou salines ne fait donc que l'accélérer plus
ou moins, et en cela, il peut faciliter souvent la digestion du lait. Venel connaissait
une femme qui ne supportait aucune espèce de lait, sans l'associer en même-tems
à un acide végétal. On sait que dans l'Inde
et en Italie, on le mêle avec parties égales
de vin ou de suc de limon pour aider à le
faire passer : de pareils faits sont assez fréquens dans la pratique médicale.

« L'observance d'un régime alimentaire

---

(1) Rousseau, sans être médecin, a dit, avec
beaucoup de vérité dans son Émile : *Quiconque
mange du lait, digère du fromage.*

analogue à l'état de maladie , n'est pas la seule précaution nécessaire pendant l'usage des eaux minérales ; il faut encore y joindre celles qui concernent les autres points de l'hygiène , tels que la boisson , les effets de l'air , le mouvement et le repos , le sommeil et les veilles , les passions ou affections de l'ame ; enfin , les matières qui doivent être chassées du corps et celles qui doivent y être retenues. »

La disposition actuelle des bains de Gréoulx , ne permet de faire usage des eaux que de quatre manières : en boisson , en bains , en douches et en étuves. Ces quatre modes sont souvent combinés ou isolés , suivant la maladie que l'on a à combattre ; il est rare néanmoins que l'on se contente d'un seul , on les réunit le plus souvent.

BOISSON.

Un malade qui arrive à Gréoulx pour quelque maladie que ce soit , doit commencer par faire usage des eaux en boisson.

Pour la première journée , deux ou trois verres bus le matin à jeun , sont plus que suffisans. Le lendemain , il augmente d'un ou deux verres , et ainsi de suite. Le cinquième ou le quatrième jour , il fait dissoudre demi-once de sulfate de magnésie (sel d'Epsom) dans une pinte d'eau ; par ce moyen , les eaux deviennent purgatives, et préparent au traitement. Les estomacs faibles , les individus cacochymes , en boivent une moindre quantité que les tempéramens robustes. L'on n'en peut fixer aucunement la dose , parce qu'elle doit être toujours relative à la constitution des malades. Nous en avons bu jusqu'à six pintes par jour , sans le plus léger inconvénient. On fait beaucoup d'exercice pour favoriser le cours abondant des urines. Si le tems est beau , non venteux et non humide , on se promène dans le jardin ; si non , on garde la chambre , et l'on fait de l'exercice dans la maison. Après le dernier verre d'eau minérale , on se restaure pour l'ordinaire avec un bon bouillon. Lorsqu'il s'agit d'attaquer des embarras des viscères, des engorgemens chroniques, des virus cutanés déposés par métastase sur des organes internes, on fait un long usage de ces eaux en boisson et en grande quantité. Du reste, on consulte pour cela le médecin qui dirige les malades, et c'est lui qui doit en régler la dose et l'administration.

BAINS.

On les prend plus ou moins chauds, selon que l'on choisit ceux qui sont plus ou moins voisins de la source. Les personnes sanguines, qui ont la figure vultueuse, le cou court, une constitution athlétique, et celles qui ont une très-grande susceptibilité nerveuse, doivent craindre les effets d'un bain trop chaud. On reste environ demi-heure ou une heure plus ou moins dans le bain, selon les circonstances et l'état de la maladie. Après avoir été bien séché, on se met au lit; on prend à volonté un bouillon; on boit une infusion théiforme de quelque plante aromatique. Une heure après, on

se lève , on dîne comme à son ordinaire ,
et l'on fait de l'exercice au jardin , si le soleil
est radieux et préside à une de ces belles
journées du printems ou d'automne , qui
sont si communes sur les rives du Verdon.
Il est inutile de dire que c'est toujours à
jeun ou long-tems après que la digestion
est faite , que l'on se met au bain. Pour
l'ordinaire on n'en prend qu'un le matin ,
mais au besoin , l'on pourrait en prendre
deux dans la journée.

Pour retirer tous les bons effets que l'on
se promet de l'usage des bains , il est
nécessaire de les faire précéder et accom-
pagner du massage. C'est le moyen le plus
propre à redonner à la peau sa souplesse
naturelle , et à la rendre perméable à tous
les fluides qu'on veut expulser de l'économie par son intermède. Le massage est
très-usité en Orient. Qui n'a pas entendu
parler de ces fameuses Bayadères qui
habitent les villes situées sur les bords du
Nil, et qui , comme de nouvelles Médée ,
ont l'art de rajeunir et d'infuser même

dans un corps faible et déjà glacé par la vieillesse, la vigueur du premier âge ?

« L'action de masser après le bain, est celle qui pétrissant les muscles, ramollit les chairs, entretient la fraîcheur du systême dermoïde, la relation des utricules, du tissu cellulaire, chasse de proche en proche les fluides qui y stagnent, dégorge les vaisseaux détendus, remplit ceux qui sont vides, imprime en général à toute l'organisation, une locomotion aussi douce que salutaire, et rétablit un équilibre universel (1). » Le baigneur avant de pratiquer le massage, promène sur toute la surface du corps une étoffe de laine; puis, après que le malade s'est revêtu d'une chemise fine, il pétrit avec les mains les muscles, fait jouer en tous sens les articulations, en faisant exécuter aux membres toutes sortes de mouvemens. Il presse et contourne les doigts dans chacune de

____

(1) *L'ami des Femmes*, par le docteur Marie de Saint-Ursin.

leurs phalanges. Cette opération dure un quart-d'heure , et c'est alors que les remèdes qu'on donne à l'intérieur pour seconder les effets des bains , acquièrent une énergie nouvelle , et que toutes les fonctions vitales se raniment.

On doit avoir en général l'attention avant d'entrer au bain , de se faire laver le corps avec du savon dissous dans l'eau chaude , et se faire essuyer ensuite avec des étoupes. Il est inutile de dire que cette opération et le massage seront pratiqués par une femme , lorsqu'il s'agira de personnes du sexe.

DOUCHE.

On appèle ainsi un jet d'eau qui tombe perpendiculairement sur une partie quelconque du corps. Elle est principalement usitée lorsqu'il y a des douleurs rhumatismales ou arthritiques fixées sur quelques membres ; ou lorsqu'il faut fondre des engorgemens des vicères , ou des tumeurs indolentes. Dans les cas d'atrophie ou d'aukilose, elle devient quelquefois spécifique, sur-tout si l'on a soin d'oindre les parties affectées d'huiles aromatiques ou de graisses animales. Le massage aide puissamment l'effet de la douche, et il doit être fréquemment renouvelé ; il deviendrait même plus efficace, s'il était pratiqué dans le bain.

É T U V E S.

On appèle ainsi un bain de vapeurs. On doit être très-réservé sur son usage et sur sa durée. Il est des individus qui ne peuvent le supporter un quart-d'heure, sans être exposé aux plus graves accidens. Après que le malade est rapporté dans son lit, on lui fait boire plusieurs verres d'une infusion aromatique (thym , serpolet, mélisse , feuilles d'oranger , menthe); même on peut lui donner un petit verre de vin de Porto ou de Malaga. C'est sur-tout dans les rhumatismes chroniques ou dans les affections qui dépendent d'un vice cutané fixé sur quelque organe interne, que l'on a recours aux étuves. Elles forment le complément de la méthode curative dans toutes les autres maladies, pour la guérison desquelles on a employé les eaux en bains ou en boisson.

Le génie du médecin peut varier encore l'usage des eaux de Gréoulx. Tantôt il les prescrira en fomentations, en injections, en lavages, en fumigations ; tantôt il fera appliquer les boues en topique sur les nodus et les tumeurs qu'il aura intention de résoudre.

La saison la plus propre pour aller aux eaux, est depuis le commencement de mai jusqu'à la mi-juillet, et depuis le premier septembre jusqu'à la fin d'octobre. Quelques médecins ont conseillé l'usage de ces eaux bues hors de leur source ; mais l'analyse chimique y démontre des principes promptement altérés par le contact de l'air ; d'ailleurs les eaux thermales perdent toujours beaucoup en se refroidissant.

Il

Il serait sans-doute inutile de donner des préceptes plus étendus sur l'administration de ces eaux minérales ; le médecin qui est sur les lieux, suppléera facilement à tout ce que nous aurons omis. Il est bon d'avertir cependant que, dans bien des circonstances, les eaux de Gréoulx n'opèrent des effets salutaires et sensibles, que long-tems après que les malades en ont fait usage, sur-tout lorsqu'il y a chez eux des vices invétérés et héréditaires.

Les vertus des eaux minérales en général, comme remède empirique, sont reconnues depuis long-tems ; mais les progrès de la chimie moderne leur donnent aujourd'hui toute la certitude d'un remède rationnel. En effet, par l'analyse, nous connaissons les différens principes minéralisateurs que ces eaux contiennent, et d'après cela, nous pouvons préjuger leur efficacité dans telle ou telle maladie. Quoique l'art, en imitant les procédés de la nature, soit presque parvenu à lui dérober son secret dans la fabrication des eaux minérales, et à les rendre très-efficaces pour la guérison de beaucoup de maladies , nous ne pouvons disconvenir que les eaux naturelles ne méritent encore la préférence. Leurs principes , quoique bien des fois réduits à l'état d'élémens inappréciables , sont néanmoins combinés de telle manière , que la médecine s'étonne des succès qu'elle en obtient, et c'est ce qui doit toujours les faire préférer aux artificielles , toutes les fois que les malades pourront aller les boire à la source.

ROUGEURS OU BOURGEONS DU VISAGE,

EFFLORESCENCES DARTREUSES DE LA PEAU,

ET TACHES DE HALE (1).

Rien de plus commun aujourd'hui que cette affection érysipélateuse qui couvre la figure de la plupart des jeunes femmes. Cette éruption cutanée s'annonce par de

___

(1) Au moment où l'on achevait l'impression de cet ouvrage, nous avons été consultés pour savoir si les eaux de Gréoulx jouissent de quelque vertu pour la guérison des taches et des rougeurs qui surviennent aujourd'hui au visage de beaucoup de femmes. Comme nous n'avons fait qu'effleurer cet objet à la page 115, nous croyons devoir traiter cette maladie à l'instar des précédentes, et notre réponse alors qui ne devait être que privée, deviendra d'un intérêt général par sa publicité. C'est aux *affections du système cutané* que cet article doit être rapporté : il se trouve ici, comme on le voit, hors de son cadre naturel.

K 2

petits boutons rouges qui s'élèvent au milieu d'une tache purpurine d'abord bornée sur un point, mais qui finit ensuite par s'étendre sur les pommettes, sur les aîles et le bout du nez. Quelquefois cette dernière partie est la seule affectée. Lorsque la maladie est ancienne, les boutons sont surmontés d'un point blanchâtre qui tombe en écailles. Cette efflorescence se renouvelle et se multiplie souvent d'une manière désagréable à la vue, et les malades semblent bien des fois avoir un masque écailleux sur la figure. Cette maladie prend le nom de couperose chez les hommes, et on la regarde comme la suite de l'abus des liqueurs spiritueuses. Mais le plus souvent elle est dépendante, chez les femmes, d'une acrimonie bilieuse, d'une nourriture âcre et échauffante, d'un lait répandu et d'un vice dartreux. Les praticiens lui assignent encore d'autres causes cachées, et que la prudence exige de ne pas toujours divulguer. L'abus du café, les veilles prolongées, les bals nocturnes, un tempérament érotique, ainsi que de violens chagrins peuvent encore , à notre avis , donner naissance à cette maladie.

Il n'est pas rare dans les pays chauds et sur le bord de la mer , sur-tout dans les Colonies , de voir survenir instantanément des efflorescences dartreuses sur différentes parties du corps , après un grand effroi , des anxiétés profondes et de vives sollicitudes. Bosquillon a souvent rapporté dans ses leçons au collège impérial de France, que des marins du Martigues , ayant fait naufrage et ne s'étant sauvés que par une espèce de miracle , eurent à l'instant le corps tout couvert d'une éruption dartreuse , qui devint ensuite incommode et très-difficile à guérir. Ce fait prouve qu'une vive affection morale peut, en certains cas, exercer une influence toute particulière sur l'organe cutané , et que bien des fois les dartres sont dépendantes non d'un vice interne, mais d'un chagrin intense et d'une violente frayeur....... Cette affection , ainsi que les rougeurs et les bourgeons à la figure , inquiètent vivement les jeunes

femmes. Si ce n'était qu'à leur tems critique et dans l'âge de leur décrépitude
qu'elles en fussent attaquées, elles s'en
consoleraient plutôt ; mais c'est précisé-
ment lorsqu'elles ont encore la fraîcheur
de la rose et l'éclat des lis, et que tout
dans le monde leur fait un devoir de plaire
et un besoin d'aimer, que ces efflorescences
herpétiques viennent les enlaidir.

La beauté est, sans contredit, le plus
beau présent que la nature ait pu faire aux
femmes ; c'est en son nom qu'elles exercent un empire si absolu sur les hommes ;
mais l'amour, ce feu conservateur du genre
humain, s'éloignerait bientôt de la terre,
si Vénus cessait d'y avoir un temple et des
autels. Le médecin qui indiquera donc
au beau sexe l'art de *réembellir*, doit
être compté au nombre des bienfaiteurs
de l'humanité, et peut revendiquer avec
juste raison le titre si doux et si fortuné
d'Ami des Femmes...... On a conseillé
en topique l'huile d'avelines, l'eau de
limaçons, le frai de grenouilles, l'eau de

Goulard , et pendant la nuit , les cataplasmes de fraises légèrement écrasées. A
l'intérieur, l'acide sulfurique alongé d'eau ,
les laxatifs anti-phlogistiques, spécialement
le tartrite acidule de potasse (crême de
tartre) , le lait d'ânesse , les sucs de nym-
phéa et de cerfeuil. Mais comme cette
affection n'est pas purement locale , qu'elle
reconnaît un vice constitutionnel et conséquemment difficile à guérir , on sent bien
qu'il faut des moyens héroïques pour le
détruire. Parmi toutes les eaux minérales
de France , il n'en est aucune qui puisse
lutter , en pareille circonstance , avec les
eaux de Gréoulx. Elles sont spécifiques
pour redonner à la peau cette molesse et
cette onctuosité qui constituent la fraîcheur
du visage et le coloris d'un beau teint ,
ainsi que pour faire disparaître les rougeurs
ou boutons de la face , et les efflorescences
de la peau qui doivent leur origine à un
vice dartreux ou syphillitique, à un régime
trop échauffant , à des peines d'esprit
excessives , et sur-tout à des plaisirs trop

multipliés et trop bruyans. C'est sans doute par leur douce température , leurs principes chimiques , et sur-tout par leur grande onctuosité , que ces eaux conviennent si bien aux maladies cutanées. Beaucoup d'eaux minérales sont souvent nuisibles à ceux qui vont les boire à la source et qui en font usage en étuves ou en bains ; mais les eaux de Gréoulx sont si bénignes, que jamais aucun malade ne s'est plaint de leurs mauvais effets, lors même qu'elles lui ont été inutiles. L'opinion des médecins , et du vulgaire qui n'est pas toujours à mépriser, est d'accord là-dessus avec l'expérience des siècles passés, car dès les tems les plus anciens, on a reconnu dans ces eaux les mêmes vertus que nous préconisons aujourd'hui.

Jeunes Beautés du midi , et vous gentilles Parisiennes, que la nature, sous des climats divers, fit si aimables et si belles , lorsque vous aurez à déplorer les ravages trop précoces du tems , ou à vous attrister de l'éclat d'un teint trop enluminé , accourez aux eaux de Gréoulx : c'est là , que les Nymphes , si long-tems adorées par les anciens romains , vous accueilleront avec empressement dans leurs grottes mystérieuses , où la déesse Hygie préside elle-même à la distribution de leurs bienfaits ; en vous baignant dans leurs eaux , vous renaîtrez à la vie et à la santé , et aucune de vous n'en sortira sans y laisser les taches qui la déparent ! . . .

OBSERVATIONS CLINIQUES

RECUEILLIES EN 1807 et 1808,

AUX BAINS DE GRÉOULX.

Goutte invétérée.

Charles Martin, âgé de 57 ans, d'une constitution robuste, éminemment sanguine, ancien capitaine de navire, résidant à Marseille, avait toujours joui d'une bonne santé, lorsque se trouvant au siége de la Martinique en 1793, il fut obligé de bivouaquer en se couchant à terre, la joue appuyée sur la main droite. Le matin en s'éveillant, il eut cette main très-enflée, mais il n'y ressentait aucune douleur. Huit jours après, l'enflure disparut, et le doigt annulaire perdit son mouvement de flexion, à la suite d'une corde tendineuse qui se forma à la paume de la main, où l'on voit encore les restes d'une cicatrice, produite par la corrosion de l'humeur goutteuse. Un an après, M. Martin, revint en France, et il y éprouva une

L

seconde attaque de goutte violente au pied droit. L'accès dura huit jours. Depuis cette époque, chaque année, au mois d'avril, la goutte le tourmentait pendant 15 à 20 jours. D'année en année, les attaques devinrent successivement plus violentes. En 1807, à la suite d'un quatrième et violeut accès, M. Martin perdit l'usage de son bras gauche, atteint d'une douleur rhumatismale qui ne lui donnait aucun instant de repos, le jour comme la nuit. M'ayant consulté sur la fin du mois d'août, je lui conseillai d'aller aux eaux de Gréoulx, et je lui traçai la règle de conduite qu'il aurait à y suivre. Il commença à boire douze à quinze verres d'eau minérale par jour, et porta ensuite la dose jusqu'à 3o et 4o verres ; il prit seize bains et autant de douches ; son ventre fut constammentlibre. Dans cet intervale ses douleurs se renouvelèrent et il en éprouva même de nouvelles. Enfin après avoir passé 28 jours aux bains, il retourna chez lui sans avoir de soulagement sensible, ce qui l'inquiétat beaucoup ; mais un mois après son arrivée à Marseille, ses douleurs disparurent et son bras gauche devint parfaitement libre. Durant l'hiver, son bras droit qui avait commencé à être affecté de roideur, avant la Loison des eaux, fut entièrement perclus, et le malade ne pouvait plus s'habiller. Le mois d'avril suivant., M. Martin attendait comme à son ordinaire son attaque de goutte printanière , mais il n'en eut aucun ressentiment. Enhardi par ce succès et par mes conseils , il s'est décidé , au mois de mai 1808, à retourner aux eaux ; il y a passé 29 jours, pendant lesquels il a pris 34 douches , autant de bains et massages ; il a bu jusqu'à 45 verres d'eau dans la matinée , du poids de 10 onces chaque. Son ventre a été toujours libre , et il a toujours joui d'un très-bon appétit. La première saison , six verres lui provoquaient les selles ; mais à la seconde , il fallait dix à douze verres pour produire ce effet. La douleur du bras droit disparut le 12me jour, ce qui permit au malade de s'habiller seul et qu'il continua de faire toujours avec une plus grande facilité. Durant son séjour aux eaux, M. Martin rendit sans douleur un gravier quoiqu'il souffrît beaucoup , lorsqu'il en rendait auparavant ; ce qui arrivait trois à quatre fois l'année. En 1806, il s'absteint du vin , du café et des liqueurs ; malgré cette privation , sa goutte fut plus violente que jamais , et elle se manifesta par deux accès différens ; mais après l'usage des eaux de Gréoulx, il a repris la boisson du vin , du café et des liqueurs , et il n'a plus éprouvé jusqu'a ce jour, 30 mai 1809 , d'accès de goutte, ni aucune douleur rhumatismale.

Rhumatisme avec des tuphus aux articulations.

Pierre Léonard, âgé de 51 ans, d'Arles, habitant aujourd'hui St. Remi , d'une constitution sanguine , avait toujours joui d'une bonne santé , ainsi que tous ceux qui se sont toujours livrés, comme lui, à la chasse, lorsqu'il y a trois ans , au mois de juillet, il passa la nuit dans un marais au château de Roque-Martine, la nuit fut froide et obscurcie par des brouillards. Le matin son bras droit fut très enflé et douloureux. Par un instinct machinal, le malade plongea son bras dans l'eau froide; les douleurs augmentèrent, un chirurgien fit faire des lotions avec l'eau de fleur de sureau ; la douleur et le gonflement se communiquèrent le même jour à la main. Le docteur Mercurin de St. Remy lui fit prendre une infusion de fleurs de tilleul pour le faire suer; mais inutilement. Il appliqua un vésicatoire, l'engorgement diminua , mais le bras gauche fut pris et il demeura enflé et douloureux pendant 3 mois. Le genou droit fut attaqué à son tour, ce qui obligea Pierre Léonard à garder le lit pendant quatre mois. Après quelques jours de relâche, la douleur se communiqua au genou gauche , et dès-lors le malade fut obligé de garder le lit. Il y a

passés trois ans dans les plus cruelles souf-
frances. Il est arrivé à Gréoulx, le 21 mai 1808,
perclus de tous ses membres et ayant des
gonflemens de la nature du lipome, à toutes
les articulations du pied, du genou, du coude
et des épaules; ne pouvant faire aucun usage
de ses bras; on était obligé de le faire manger.
Il a commencé par boire trois pintes d'eau
minérale chaque jour, sans être purgé ; après
le second bain, le genou gauche fut moins
enflé et moins douloureux. De jour en jour,
son état s'améliora : il prit six bains de suite,
mais s'apercevant qu'ils le fatiguaient; il en
cessa l'usage et il continua les douches. Après
en avoir pris 15, il a pu marcher sans bâton.
Le 30 juin de la même année, le malade a
été parfaitement rétabli, après avoir repris
les bains, et continué ainsi pendant 45 jours
la boisson. Il est retourné bien portant, et sa
guérison a été regardée comme un miracle.

Nota. Ce malade avait été à Balaruc et n'avait
éprouvé aucun soulagement; il est bon d'observer que dans tout le cours de sa maladie,
il n'avait jamais été ni purgé, ni saigné.

Paralysie avec insensibilité, provenant d'une
affection morale.

Etienne Beaux, âgé de 12 ans, d'une constitution délicate, avait toujours joui d'une
bonne santé, l'orsqu'il y a quinze mois, il

fut effrayé d'une menace de prison, pour s'être livré à des jeux propres à son âge. Il avait prêté à un de ses amis sa soutane rouge d'enfant de chœur, le jour d'une mascarade. Le lendemain, il fut pris d'un vomissement et de la fièvre; le vomissement se renouvelait toutes les fois qu'il avait mangé. La fièvre cessa au bout de huit jours, sans aucun traitement. Bientôt il fut affecté de douleur au dos et aux jambes. Avant la fièvre, le malade avait rendu cinq lombrics, et durant son cours, il en rendit 25 sans prendre aucun vermifuge. Du dos, la douleur passa au bras, elle était violente; on le couvrit de roses et de vin sans pouvoir le calmer. Insensiblement le mouvement des jambes se perdit, elles devinrent insensibles. Cette affection se communiqua aux bras, et le malade resta six mois dans ce fâcheux état. Au mois de septembre 1808, on le porta à Gréoulx, il était roide comme un bâton, n'ayant que le cou de libre. L'insensibilité des jambes était portée jusqu'à un si haut point, qu'on pouvait casser un bâton sur ses genoux et le tibia, sans que le malade ressentît aucune douleur. Après le 8me bain, Etienne Beaux, éprouva du soulagement; au 11me, il put quitter ses béquilles. De jour en jour, il fut beaucoup mieux, et il retourna à Draguignan sa ville natale, parfaitement guéri. Durant tout l'hiver, il put reprendre en liberté les jeux de l'enfance.

Paralysie hystérique.

Marguerite Bras, âgée de 30 ans, d'une constitution délicate, a eu trois enfans qu'elle a nourris. Dans le cours de sa vie, elle a essuyé diverses fièvres malignes. Les symptômes qu'elle présente aujourd'hui sont un resserrement à l'estomac accompagné de gonflemens et de borborygmes dans l'arc du colon ; un besoin de manger qui se renouvelle souvent ; une constipation opiniâtre ; une lourdeur continuelle et une faiblesse générale dans toute l'habitude du corps. Depuis 14 ans, elle a eu deux attaques violentes de nerfs. L'une se manifesta par un vomissement et une diarrhée ; l'autre la prit subitement dans la nuit, et elle resta plus de 2 heures sans connaissance. Dès cet instant le bras et la jambe gauches furent paralysés. Après 3 jours de boisson, elle a ressenti une douleur vive au bras malade, mais l'usage des bains, de la douche, continués pendant plus de 20 jours n'ont point amandé sa paralysie, quoique du côté de son état hystérique elle se trouve sensiblement mieux.

Affection Hypocondriaque.

Barthelemy Terrasson. âgé de 27 ans, d'une constitution assez forte, fut pris au mois de mai 1807, de coliques violentes qui furent suivies de vomissemens. Après avoir mangé, il était continuellement tourmenté par des borborygmeset rendait des vers.Son teint était jaune. Le tact me fit découvrir une obstruction au foie qui devenait de tems en tems douloureux. Je fis appliquer six sangsues à l'anus ; le gonflement et la douleur disparurent. Je le mis dès-lors à l'usage des eaux, et il prit les bains. Dans 15 jours, il fut rétabli. Mais ayant repris de suite ses travaux agricoles, sur-tout ceux qui se font avec la bêche et le lichet, il ne tarda pas à éprouver de nouveaux malaises, sans doute par la pression que la partie supérieure du corps exerce sur l'hypocondre droit, ce qui ne pouvait que faire renaître la douleur du foie : le repos, quelques pilules fondantes et antispasmodiques, ainsi qu'un nouvel usage des eaux et des bains, opérèrent encore une fois sa guérison. Je lui conseillai alors de renoncer du moins pour quelque tems, aux travaux de cultivateur, et de prendre l'état de berger ou celui de charretier, ce qu'il adopta avec empressement et dont il s'est bien trouvé.

Nota. La maladie et la rechute de ce jeune homme, m'engagent à consigner ici une réflexion qui peut avoir un intérêt général. Dans la Provence, les paysans sont affectés très-souvent du mal hypocondriaque, qu'ils appèlent dans leur langage *mal masclun*, ou mal du mâle, par contraste au nom donné par les femmes de *mal de mère*, aux vapeurs. Ne pourrait-on pas soupçonner que cette maladie qui paraît endémique chez les cultivateurs, a pour origine l'usage du lichet et de la bêche, instrumens qui nécessitent de continuelles pressions sur les viscères du ventre et doivent donner lieu à des obstructions, source première du dérangement des digestions, d'où provient ensuite tout le cortège hypocondriaque. C'est aux médecins de la Provence à méditer cette idée, et à en faire de justes applications dans leur pratique. L'exemple précité peut leur servir de boussole. Si les artisans ont leur maladies particulières ? (voy. Ramazzini) pourquoi les habitans de la campagne n'en n'auraient-ils pas d'affectées à leurs travaux ?

Rhumatisme chronique.

Victor Gleize, âgé de 56 ans, natif du village de Vinon, d'une constitution grèle et nerveuse eut, il y a environ dix mois, une fièvre bilieuse, durant laquelle il fut

M

saigné et purgé deux fois ; dès que sa fièvre eut cédé , il fut pris d'un flux de sang qui dura deux mois et demi ; il éprouvait en outre de grandes coliques. Au mois d'octobre dernier il ressentit subitement une douleur au genoux droit, qui parcourut ensuite différentes parties de son corps sans quitter son premier siège ; l'enflure fut très-grande , on le saigna; on lui appliqua des sangsues, et des cataplasmes de raiforts et de pain , néanmoins il fut détenu dans son lit pendant quatre mois , sans pouvoir prendre aucune heure de sommeil. C'est vers le 15 du mois de mai qu'il est arrivé aux bains , appuyé sur des béquilles; au 3.me bain , il fut soulagé, mais au 6.me il fut encore plus mal qu'il n'avait jamais été, ce qui dura jusqu'au 8.me, mais depuis le 9.me il a été en état de marcher avec un simple bâton. Avant son arrivée à Gréoulx , la partie inférieure et extérieure des deux cuisses était frappée d'insensibilité , au point qu'on pouvait la pincer et la piquer avec des épingles, sans qu'il ressentît la moindre douleur. Le malade prit 13 bains, 5 douches et 2 étuves, et est reparti n'ayant presque plus de gonflement au genou , pouvant marcher avec facilité , et ses membres ayant recouvré leur sensibilité naturelle.

Ulcère chronique à la jambe.

Mayeul Bus, âgé de 29 ans, d'une constitution forte et athlétique, se fit au mois de
décembre dernier, une écorchure à la jambe
gauche. Cette legère plaie s'envenima et la
gangrène qui s'y manifesta, ne tarda pas
à dévorer toute la jambe. L'usage des anti-
septiques les plus puissans arrêta les progrès
du mal; pour hâter sa guérison, son chirur-
lui conseilla de venir aux eaux, je l'exami-
nai à son arrivée; l'ulcère avait encore deux
pouces de largeur, sur huit de longueur:
l'usage des eaux, en boisson et en bains, a
produit très-promptement une cicatrice louable, et donné à la jambe une flexibilité qui
a permis au malade de marcher, et de quitter
les eaux, parfaitement bien guéri.

Douleur Sciatique.

Jean Antoine Durbec, âgé de 40 ans,
natif du territoire de Marseille, d'une constitution sanguine, souffrait depuis quatre
ans d'une douleur sciatique et d'une faiblesse
dans les reins sur-tout, après avoir travaillé.
Les bains domestiques lui avaient procuré
quelque soulagement, ce qui lui fit croire que
les eaux minérales lui seraient utiles : en effet
12 bains et 25 verres de boisson par jour l'ont
guéri; le malade arrivé à Gréoulx, le 30 mai,
en est reparti le 18 juin.

Phthisie Laiteuse.

Laurete Condorcet, âgée de 25 ans, d'un caractère très-sensible, native de Courteson, a fait plusieurs enfans qu'elle a toujous nourris en bonne santé. Dernièrement étant nourrice chez Mde. de Boulbon Raousset, elle perdit son enfant au moment qu'elle avait ses règles, le chagrin qu'elle ressentit dans cette circonstance les fit dégénérer en une perte utérine qui dura 7 mois; après cette époque le flux devint blanc; 15 jours après, nouvelle perte en rouge, et ainsi alternativement, cet état maladif remonte à 23 mois: durant cet intervale, elle perdit l'appétit et maigrit de jour en jour d'une manière très-sensible. Il y a six mois que sans cause connue, elle fut prise d'une toux séche sans crachats, avec des douleurs sur la partie antérieure de la poitrine; la nuit point de toux et bon sommeil, mais en s'éveillant elle éprouvait une grande sécheresse de poitrine et la toux se manifestait. Il y a deux mois qu'à son reveil, elle cracha du sang, ce qui se répéta plusieurs fois de suite, et durant deux mois de loin en loin.

La fièvre et des sueurs sur la poitrine avec une faiblesse excessive, avaient lieu toutes les nuits; un mouvement de colère lui fit cracher beaucoup de sang. Mme de Boulbon que je soignais à Gréoulx , m'ayant parlé de l'état fâcheux de sa nourrice , je l'engageai à la faire venir aux eaux, afin que l'ayant sous les yeux je pus lui prescrire les remedes convenables , et même l'usage des bains , si je n'appercevais pas de contre indication; à son arrivée à Gréoulx , je lui trouvai la figure pâle et décolorée, avec maigreur considérable , le pouls habituelle-ment fébrile, point d'appétit et une toux des plus pénibles ; dans les premiers jours de son arrivée , elle eut un accès de colère , et de suite une perte utérine très-violente se manifesta et ne finit que le 4.me jour. Huit jours après, les règles reparurent et suivirent leur marche ordinaire , c'est alors que je commençai par faire boire huit ver-res d'eau à la malade. Après cinq jours de boisson , je la fis baigner , dès le troisième bain, Laurete fut mieux , et de jour en jour son état s'améliora. Après 25 bains , et 10 verres de boisson chaque jour dans le bain , ses forces se rétablirent, la toux cessa , et elle reprit un embonpoint remarquable; l'ap-pétit était très-bon , sa guérison fut regardée comme un miracle.

Il faut observer que long-tems après la mort de son enfant, Laurete Condorcet avait conservé du lait aux mamelles, quoiqu'elle nourrît depuis 26 mois ; elle éprouvait même toutes les épreintes de l'allaitement, des frissons continuels, et de tems en tems des chaleurs à la figure avec une sueur froide. Ses urines ont toujours été laiteuses, et de la couleur d'une crême blanche ; tout le tems qu'elle a resté aux eaux, la malade dit avoir rendu des urines de la même nature. Cette observation mérite l'attention des médecins qui ne croient point aux laits épanchés ; ce n'est pas la première fois que la pratique fait admettre des maladies que la théorie repousse. Dans un tems nous aussi imbus des nouvelles doctrines, nous nous sommes montré incrédules, mais l'expérience nous a converti.

Rhumatisme articulaire.

Louis Davoust, âgé de 32 ans, demeurant à Manosque, d'une constitution nerveuse et colérique, boulanger, ayant passé 14 ans aux armées et 4 ans en Égypte, après s'être livré avec excès à la pêche dans les rivières de la Durance et du Verdon, a été pris, il y a un an d'un lumbago sans fièvre. Le même jour il ressentit une douleur très-forte au mollet qui ne présenta aucun gonflement sensible. Dès lors, il fut obligé de garder le lit, et il

éprouvá des douleurs insuportables durant
la nuit. L'application de quelques sangsues les
fit disparaître subitement. Pendant six mois
il fut très-bien ; lorsqu'au mois de janvier , il
glissa le long d'un escalier, et une douleur très-
vive se fit sentir à l'instant au jarret de la jambe gauche. On lui appliqua les sangsues , mais
inutilement. Quelque tems après la douleur
descendit au mollet , et s'y montra rebelle à
un vésicatoire ; puis une nouvelle se fit sentir
au grand trochanter. Lorsqu'il arriva à Gréoulx , le 16 juin, il ne pouvait marcher qu'avec
la plus grande difficulté et le corps plié en
deux. Il commença par boire pendant trois
jours 12 verres , et prit une once de sel d'epsom. Je le fis mettre le 5.me jour dans le bain.
Dès la première immersion , il put marcher
droit sans bâton , et sans douleur tout le
long de l'allée des platanes jusques au grand
chemin de Riez. Une heure et demie après ,
la douleur revint avec peu d'intensité ; elle a
continué malgré les neuf bains et les cinq
douches que le malade a pris , avant son
départ pour Manosque ; il marche toujours
quoi qu'avec peine , mais nul doute que si
le malade eût continué plus long-tems les
eaux , et n'eût pas été si impatient de
retourner chez lui , ils n'eût obtenu une
guérison parfaite.

Paralysie apoplectique.

Catherine Giraud, native du Beausset, agée de 50 ans, d'une constitution sanguine, a eu 12 enfans qu'elle a tous nourris. Sans aucune prédisposition, la veille de Ste. Barbe, à sept heures du matin, en prenant une tasse de café, elle perdit connaissance pendant quatre ou cinq heures, et son bras et sa jambe gauches furent de suite paralysés. Un vésicatoire appliqué sur la jambe, lui rendit le mouvement, malgré un succès aussi précis, on n'en appliqua point sur le bras qui est resté sans mouvement, quoique sensible. La malade garda le lit pendant un mois ; elle ressentit alors des douleurs très-fortes dans tous les membres. Arrivée à Gréoulx, le 13 juin, elle a bu, pris douze bains et une douche, sans éprouver de soulagement que du côté de la jambe qui lui a permis de marcher avec un peu plus de facilité ; le bras est resté dans son état de paralysie. Il conserve de la chaleur, sans enflure, et le pouls y est fort et tendu.

Paralysie Rhumatismale.

Alexis Daiglun, ancien sous-lieutenant d'une constitution nerveuse avait toujours joui d'une bonne santé. En l'an 4, il fut pris à Roccabilièra, armée d'Italie, d'un rhumatisme aigu, avec la fièvre qui le retint cinq mois au lit ; tout son corps était douloureux, et il n'eut aucun gonflement. Il fut saigné 18 fois. Les douleurs se calmèrent, mais il ne fut radicalement guéri que par onze bains de sable, au mois d'août. Il suait rendu chez lui, 15 chemises. Deux ans après, étant retourné à l'armée, il eut encore un rhumatisme universel, et une fièvre qui l'obligèrent à garder le lit pendant cinquante jours. Dans sa maladie il fut traité à l'hôpital militaire de Marseille par M. Moulard, et chose étonnante il ne fut pas saigné (1).

Mais il fut purgé, prit de la tisane sudorifique ; on lui fit des lotions avec le baume tranquille, la graisse humaine et l'huile de laurier. Dix-huit mois après se trouvant au siège de Toulon, il se précipita d'un rocher à la montagne Pharaon ; il se fractura deux côtes. Transporté à

(1) Ce médecin a été pendant cinquante ans en chef à l'hôpital civil de Marseille. Il était très-heureux dans le traitement des maladies aiguës, parce que la saignée était son premier remède. Quelquefois il pouvait en abuser, mais étant mort à l'âge de plus de 90 ans d'une maladie aiguë du poumon, il ne cessait de répéter dans son délire ; qu'on saigne cet homme, si on veut le guérir ; il ne fut pas saigné, et il mourut d'une affection périneumonique.

N

l'hôpital, il fut saigné neuf fois. Quinze jours après, il eut un mal de dent à la mâchoire supérieure du côté droit ; la douleur se communiqua ensuite à tout le corps, la fièvre survint et dura deux mois. De retour à Apt, sa patrie, il fut encore saigné neuf fois, et son rhumatisme dura neuf mois. Du moment qu'il fut guéri, il fut joindre son bataillon en Savoie, où 18 mois après, il fut pris d'un troisième rhumatisme, qui se déclara par une crampe aux deux mains; puis par un grand mal de tête avec la fièvre. Il fut purgé trois fois. La fièvre céda, mais le côté gauche, le bras, la jambe, et le cou furent paralysés. Dans les changemens de température le malade éprouvait des douleurs à l'épaule, au mollet, et à la partie supérieure de la cuisse. La progression était chez lui impossible, et pendant sept mois on a été obligé de le porter. C'est dans cet état qu'il est venu à Gréoulx, malade depuis deux ans, en septembre 1807. Il prit onze bains, sans douches; sa jambe et son bras reprirent leur mouvement, et Daiglun put marcher et s'habiller seul. Dans le bain le bras est libre et peut se remuer en tout sens; la jambe a aussi un mouvement plus facile. Il dort la nuit. Après un purgatif, il rendit, le soir, un gros paquet de glaires, ce qui lui redonna l'appétit et fit cesser un feu qu'il éprouvait à l'estomac. Des affaires dè famille, l'obligèrent à quitter les eaux avant son entière guérison.

Nota. Cette observation prouve combien il est difficile à un homme qui a eu une affection rhumatismale de n'en pas contracter de nouvelle, dès qu'il s'expose à la moindre intempérie. Chez Daiglun la vie militaire a sans doute contribué à lui donner des rechutes, mais on ne peut méconnaître pour ainsi dire en lui une idiosencrasie rhumatique, et d'une nature si âcre qu'elle a fini par amener une *paralysie, mais paralysie qui dès son origine, aurait été entièrement guérie par un plus long séjour aux eaux.*

Sciatique chronique.

Charles Douai, âgé de 35 ans, natif d'Amiens, capitaine au 1ᵉ. regiment de ligne, d'une constitution sanguine, a commencé à ressentir, en l'an 3 et en l'an 4, une douleur sciatique à la cuisse gauche. Cette douleur augmentait suivant la température, mais surtout en hiver. Elle s'étendait depuis le grand trochanter, jusqu'au genou, avec élancement quelquefois jusqu'au mollet. Après le premier bain, le malade a éprouvé des douleurs dans tout le corps, et qu'il n'avait jamais senties. Le bras droit qui avait reçu dans le tems une contusion souffrait le plus. Après seize bains, huit douches, et 580 verres de boisson, M. Douai est parti très-bien rétabli, et n'éprouvant plus ni douleur, ni élancement.

Dartre surfuracée au bras.

Pierre R*** de Carcassonne, âgé de 63 ans, très-fort et très-vigoureux, avait été tourmenté dans sa jeunesse par les hémorroïdes qui fluaient tantôt en blanc, tantôt en rouge; mais il y a 25 ans qu'il n'en a plus souffert, et qu'il s'en est délivré par les conseils d'un apothicaire qui lui conseilla de se laver avec de l'eau froide toutes les fois qu'il irait à la selle. Il y a 5 ans qu'après un gand chagrin, il éprouva des douleurs vagues dans tout le corps, mais leur siège principal était à la hanche gauche. Un vésicatoire dans cet intervalle lui fut appliqué au bras droit; les douleurs de la hanche disparurent, mais il se manifesta sur le bras, de petits boutons dartreux très-douloureux Ils gagnèrent de proche en proche au point que dans moins d'un an, tout les bras et l'avant-bras furent recouverts d'une croûte herpétique qui fut accompagnée d'un suintement jaune. Pour appaiser ses douleurs, le malade était obligé de couvrir son bras de cérat; et il ne pouvait en même tems porter une jambe sur l'autre, ni se

chausser. Un médecin de Marseille lui donna
16 bouteilles de tisane sulfureuse, des bains
de même nature, et 120 pilules; mais le
mal allait toujours croissant. M. R*** ayant
lu mon ouvrage sur les eaux de Gréoulx, se
décida d'y venir vers le 15 juin 1807. Il
but 3 jours, puis il prit cinq bains de suite,
il les quitta alors, parce qu'ils lui portaient
le sang à la tête, et se contenta de boire, pendant 10 jours, 32 verres par prise. N'ayant
éprouvé aucun soulagement sensible, il
retourna à Marseille, peu satisfait de son
voyage. Cependant quelques jours après son
arrivée, les croûtes dartreuses du bras diminuèrent peu à peu, et tombèrent entièrement
dans moins de 3 semaines. Une dartre au scrotum, fut également guérie, mais ce ne fut
que dans six mois.

Quelque tems après six gros furoncles
à la poitrine et deux à l'aîne droite, terminés
par une pointe blanche, et qui donnèrent une
suppuration sanguinolente. Les douleurs des
jambes cessèrent dès cet instant, et le
malade put les plier en tout sens ; et reprit,
toutes ses forces ; malgré son état satisfaisant.
l'année suivante M. R*** retourna à Gréoulx.
Comme lors de son premier voyage, il ne
put supporter les bains, il se contenta
de boire, pendant 22 jours, 36 verres. Après

cinq jours de boisson, il se manifesta une dartre au coccix qui s'étendit aux lombes avec un très-grand prurit, et des écailles furfuracées. Il en parut une autre au pli de la cuisse gauche; mais 3 ou 4 jours après, elles se dissipèrent d'une manière insensible. Le ventre du malade diminua des trois quarts en rotondité. Depuis deux ans M. R*** n'a plus éprouvé aucun symptôme herpétique, et il continue à jouir d'une bonne santé.

Dartre pustuleuse à la figure.

M. B***, notaire impérial, âgé de 42 ans environ, d'une constitution nerveuse et sensible, ayant eu beaucoup de chagrins occasionnés par les événemens de la révolution, était sujet, depuis onze ans, à des dartres qui lui paraisaient périodiquement chaque année à la figure. Les tisanes amères et quelques pilules le débarrassaient de cettte éruption; mais au mois de mai 1807, elle fut si forte que tout un côté de son visage fut couvert d'un masque écailleux, d'où sortait une suppuration jaunâtre et corrosive. Le malade m'ayant consulté, je lui conseillai de partir de suite pour Gréoulx. Quelques jours après, je me rendis à ces bains auprés de S. A. I. Madame la Princesse

Pauline, et je fus à même de diriger M. B*** dans son traitement. Après 8 jours de boisson, les dartres qui lui couvraient la figure disparurent subitement. Néanmoins il prit 12 bains, et continua encore à boire 15 jours. Il retourna ensuite parfaitement bien guéri.

A la saison du mois de mai suivant, je l'engageai à revenir aux eaux, afin de détruire pour toujours l'humeur herpétique qui l'avait si long-tems tourmenté. Il suivit le même régime que lors de son premier voyage, et il se trouva bien. Depuis deux ans, M. B*** n'a plus éprouvé aucun symptôme de sa première maladie, et il bénit chaque jour les eaux qu'il a bues et le médecin qui les lui a conseillées.

Gale ancienne.

M. ***, d'une constitution délicate, âgé de 32 ans, avait eu à l'armée une gale qu'il avait gardée pendant dix ans. Il s'était traité avec la pommade citrine. Sa maladie revenait tous les hivers, et disparaissait durant les chaleurs. Après plusieurs éruptions périodiques, elle dégénéra en une gale dartreuse. Pour s'en délivrer, le malade eut recours aux frictions et au rob de Laffecteur, dans la crainte qu'il n'eût quelque complication syphilitique, parce que dans un tems il avait été affecté de divers simptômes vénériens. Ce traitement n'ayant pas réussi, M. *** eut le courage et la patience de se faire pendant un an des lotions avec une dissolution de sublimé ; les boutons disparurent. Mais 10 mois après il ressentit une douleur fixe au tendon d'Achille du pied droit. Cette douleur disparaissait par l'application des sangsues ; mais elle était revenue trois fois dans l'espace de 3 ans. L'articulation du pied présentait même de la roideur et point de flexibilité. C'est dans cet état que M. ** est arrivé, le 12 mai, à Gréoulx. La boisson, les bains et la douche l'ont guéri complétement. Son rétablissement a été parfait dès le 7me. bain. Il a bu, pendant 15 jours, 25 verres, pris 12 bains et 6 douches.

Dartres et Gale invétérées.

Joseph Martin, âgé de 59 ans, maçon, puis chasseur, avait eu, dans sa jeunesse, des dartres farineuses et la gale. Il fut traité inutilement par plusieurs remèdes : il fut guéri, en apparence, par des frictions faites pendant neuf jours à la paume des mains, avec de la brique pilée et de l'huile.

Il lui survint ensuite de petits boutons galeux aux doigts. L'humidité des appartemens lui occasionnant des suffocations , il a été obligé de renoncer à son état. Il a éprouvé des aigreurs et des maux d'estomac. Les eaux d'Aix le soulagèrent. Quelque tems après , sa maladie le reprit , et c'est alors qu'il se décida de venir à Gréoulx, il y a dix ans. Il n'avait alors des dartres qu'à une main ; pendant son séjour aux eaux, il lui en survint aux deux mains. Malgré qu'il soit revenu dix ans de suite aux eaux, les dartres ont toujours été fixes sur les mains. Jh. Martin a les ongles tachés en blanc , cornés et raboteux. Il n'a éprouvé aucun soulagement des eaux ni des bains ; seulement il a été guéri des hémorroïdes qu'il avait lors de son arrivée. Le malade éprouve des suffocations lorsqu'il est en moiteur et qu'il est frappé du froid ; il ressent même des douleurs errantes par tout le corps qui se dissipent par la transpiration.

L'indisposition de Martin qui s'est montrée si rebelle , doit sans doute tenir à quelque vice humoral qui n'a jamais été combattu.

Paralysie à la suite d'une apoplexie colérique.

Géneyieye Guinet , âgée de 50 ans, de-

meurant à Peyrolle , d'une constitution délicate , et très-petite de taille , a eu neuf
enfans qu'elle a toujours nourris Le 11
décembre 1806 , étant à table , elle se
mit fortement en colère. Dans la nuit, elle
éprouva une indigestion ; mais elle fut agi-
tée , et des secousses continuelles la te-
naient en éveil ; elle n'eut ni douleur de
tête, ni vertiges. Le lendemain en allant à
la campagne , après avoir bu seulement
un petit verre de vin cuit , dans lequel elle
avait trempé un petit morceau de pain ,
elle fut prise subitement d'une paralysie
du côté droit ; sa langue fut liée , et elle
resta sans connaissance pendant deux jours.
Son visage était fortement coloré ; les ju-
gulaires étaient gonflées ; malgré ces indications de pléthore cérébrale, le chirurgien
appelé ne la fit point saigner. A 9 heures
du soir , un autre chirurgien , parent de
la malade , M. Mongés , homme plein de
talent et d'intelligence , qui réside aujour-
d'hui à Cadenet , pratiqua une saignée au
pied , de suite la malade éprouva un mieux
sensible : elle put marcher , mais en trai-
nant la jambe. Le bras n'avait qu'un léger
mouvement. Une douleur très-forte se fesait
sentir à l'épaule , et un engourdissement
aux muscles du cou. La jambe et le bras pa-

ralysés étaient froids , et très-peu sensibles.
C'est dans cet état que la malade est arrivée , le 15 mai , à Gréoulx. Après avoir
bu et s'être purgée, elle prit des bains ; dès
le troisième , elle fut fatiguée. Au 5me.,
elle éprouva un mouvement convulsif dans
le bras malade , et avant d'en sortir , elle
eut la fièvre. Appelé auprès d'elle, je la
trouvai inondée de sueurs , avec un
pouls dur , accéléré et rebondissant. La faiblesse de la malade et l'absence de la
douleur de tête, me fit abstenir de la saignée. J'ordonnai les rafraîchissans. Cette
fièvre qui avait tous les caractères d'une
synoque inflammatoire , ou angioténique ,
s'est terminée le 5me jour par des sueurs
extraordinaires. La malade a sué trois
chemises par jour. Le bras et la jambe
ont toujours été paralysés et je conseillai
à la malade de quitter les bains qui ne
pouvaient lui être utiles sous aucun rapport ,
puisque leur début avait été si malheureux, ce qui ne pouvait dépendre que
de la réplétion cérébrale, qui était sans
doute la cause de la maladie.

Hypocondrie.

Louis, Aillaud d'Oraison, âgé de 58 ans ,
d'une constitution sanguine, tomba , le 9

octobre dernier, dans la rivière d'Asse. quelques jours après, il éprouva des douleurs aux cuisses. A la Toussaint, il perdit sa femme ; le chagrin lui occasionna la fièvre, et un gonflement à la région épigastrique, un peu douloureux ; il eut dès lors des borborygmes continuels. La fièvre dura trois jours, elle avait commencé sans frisson. Il fut émétisé et purgé 5 fois. Un chirurgien lui appliqua un emplâtre sur l'estomac, le gonflement devint plus considérable, et prit l'apparence d'une grosse vessie. Les sangsues à l'anus et quelques remèdes internes le diminuèrent. La maladie fut jugée une affection nerveuse. Arrivé à Gréoulx, le 30 mai, je l'ai examiné attentivement. Je lui ai trouvé les viscères du bas-ventre empâtés ; le malade m'a dit n'avoir point d'appétit, éprouver des tremblemens dans les jambes, et des borborygmes dans la région abdominale, avoir enfin la tête pesante et douloureuse. Sa figure était grippée, et fesait reconnaître l'homme souffrant et mélancolique. Il était privé du sommeil. L'usage des eaux minérales et les bains n'ont produit chez lui aucune amélioration.

Il y a deux ans que, les bains domestiques le débarrassèrent de ses borborygmes, et

d'une difficulté qu'il avait dans les mouvemens du bras ; il fut bien portant tout
l'été. Il était dans cet état satisfaisant,
lorsqu'ayant connu une femme tous ses malaises le reprirent.

Paralysie à la suite d'une colère.

Marie Colombe, native de Salon, âgée
de 35 ans, d'une constitution sanguine, a
eu un enfant qu'elle a nourri. Après l'avoir
sevré, son sein droit resta engorgé et douloureux ; une douleur même se fit sentir
aux épaules qui furent toujours froides. Sept
ans après avoir nourri, elle avait encore
du lait, elle avait eu anciennement la gale,
qu'elle avait guérie avec la blette sauvage et
le sel Il y a quatre ans et demi qu'après
un accès de colère, elle éprouva le lendemain une roideur au jarret de la jambe
droite qui la lui fesait traîner. L'hiver suivant, elle ressentit une roideur pareille
au bras du même côté, avec un fourmillement et des crampes. Elle ne pouvait
manger, et elle tombait en défaillance après
avoir pris des alimens. Au commencement
de l'été, en allant fermer une porte, elle
ressentit un mouvement involontaire à ce
bras qui resta roide pendant un quart-d'heure,
après quoi il fléchit, et fut complétement

paralysé. Elle ne fut ni saignée ni émé-
tisée, mais on lui appliqua , sans succès ,
des cataplasmes émoliens. Deux ans, on
la saigna du bras ; elle fut soulagée momentanément, sa jambe fut même un peu
plus libre ; mais elle ne tarda pas a retomber
dans son premier état. A arrivée à Gréoulx à
la fin de mai , elle a bu ; pris 11 bains ; et 11
douches sans aucun fruit ; et elle est retour-
née , à Salon , paralytique.

Paralysie à la suite d'une apoplexie sanguine.

Charles-Marie Chaussebeau, raffineur de
soufre , natif de Marseille , âgé de 55 ans ,
d'une constitution éminemment sanguine ,
éprouvait depuis longues années des maux de
tête des éblouissemens, des tintemens d'oreilles pour lesquels il se fesait saigner deux fois
l'an. Au mois de 7bre. dernier, il fut pris
dans sa fabrique vers les 7 heures du matin
à jeûn , d'une lypotimie suivie d'une con-
vulsion du muscle orbiculaire du côté droit
de la bouche. La lèvre inférieure du côté
gauche fut tournée ; et le bras et la jambe
du même côté furent paralysés quoique sensibles. Mr. Girard, docteur en chirurgie , fit
de suite saigner le malade ; lui donna une
potion laxative. Il fit appliquer un vésicatoire
sur le bras gauche , et dans vingt jours la

jambe eut repris son mouvement ; mais le bras resta paralytique et la main était enflée par intervale. Le vésicatoire fut sans effet. Quelque tems après une douleur très-forte se fit sentir à l'articulation de l'épaule, à l'avant-bras, et à la mamelle. Le malade arriva à Gréoulx, le 10 mai ; le 11 au matin ayant bu trois verres d'eau, il rendit une selle, qui fut suivie de trois autres, après avoir bu 7 verres. Dès ce premier moment le malade éprouva un mieux sensible. Le lendemain il but encore 10 verres et puis une once crême de tartre. Les selles furent abondantes, et le mieux se soutint. Le 3.me jour, il but 12 verres, et le 4.me il se mit dans le bain. Son bras fut de suite plus libre ; et ce bien être à augmenté de jour en jour, à chaque bain que le malade a pris. Le 10.me qui a été le dernier, M. Chaussebeau a pu porter son bras sur la tête et derrière le dos, en soulevant une caraffe remplie d'eau.

Tant que le malade est dans le bain, il n'éprouve aucune douleur. Cette douleur qui se renouvelle au moment de sa sortie, est errante. Ses oreilles lui sifflent souvent, et c'est là le prélude d'un mal de tête violent. M Chassebeau est parti pour Marseille, le 23 mai, bien content et satisfait de sa guérison.

Nota. Le sifflement des oreilles, et le mal de tête, m'avaient fait soupçonner l'invasion prochaine d'une seconde attaque; en effet un mois et demi après son retour de Gréoulx, M. Chaussebeau fut foudroyé à table par une nouvelle apoplexie. Son visage couleur de pourpre, son corps charnu, sa tête enfoncée dans les épaules, et les symptômes qu'il éprouvait, vers le cerveau, ne pouvaient que faire pressentir une si déplorable catastrophe, malgré sa guérison apparente.

Fièvre quarte avec obstructions des visères.

Alphonse de Boutigni, natif d'Hières, âgé de six ans et demi, avait toujours joui d'une bonne santé, lorqu'au mois d'octobre, il fut pris d'une fièvre double-tierce continue. Il fut traité par les évacuans acides. Dans quinze jours la fièvre fut coupée ; mais le malade resta pâle, faible, décoloré et mélancolique. Le plus petit écart dans le régime, lui donait une fièvre éphémère, marquée par le frisson, et puis la chaleur. Il resta trois mois dans cet état. Des obstructions au bas-ventre se manifestèrent. M. le docteur Bataille ordonna alors tous les remèdes usités en pareil cas, mais ils furent inutiles. Il conseilla ensuite de faire changer d'air au malade. La veille de son départ pour Nice, le 15 février, Alphonse eut une fièvre quarte. A son arrivée dans cette ville, la fièvre se changea en double quarte, et c'est avec ce type qu'elle a continué jusqu'au mois de juin, où après une indigestion, elle se changea en double tierce, continue. Les obstructions du foie, de la rate et du mésentère étaient très-apparentes, et le malade avait le ventre si ballonné que, pour garder l'équilibre en marchant, il était obligé d'imiter la démarche des femmes enceintes à leur dernier mois, c'est-à-dire de porter son ventre en avant, en rejetant son buste en arrière. Tels sont les symptômes qu'il présentait lorsqu'il est arrivé à Gréoulx, le 21 juin 1808. Deux jours auparavant, la fièvre était devenue tierce. Le premier jour, il fut purgé avec 2 onces sel d'epsom et un peu de follicules, et il but quatre verres d'eau minérale, ce qu'il continua pendant 3 jours. Il coupait sa boisson avec une infusion de capillaire. Les jours suivans, il but jusqu'à six verres. Le 29 juin, l'invasion de la fièvre tierce qui se manifestait à une heure après-midi, et se prolongeait fort avant dans la nuit, fut retardée jusqu'à 3 heures, et à 7 heures, elle était déjà sur son déclin.

L'enfant continua à boire 8 verres , et le 1er. juillet , il n'eut plus aucun ressentiment de fièvre , mais dès lors , les jambes sur-tout la gauche furent infiltrées , ainsi que le scrotum. J'appliquai sur cette dernière partie un cataplasme de feuilles de roses bouillies dans du vin rouge , animé d'un peu d'eau-de-vie. Je lui prescrivais encore tous les matins , un petit verre de vin d'absynthe. Au bout de 8 jours , toutes les enflures disparurent , le ventre devint plus souple et les obstructions se fondirent entièrement. L'enfant reprit de jour en jour ses couleurs naturelles, ses forces et la santé. Il partit des bains , le 15 juillet. Durant son séjour aux eaux , il a été purgé quatre fois avec le sel d'epsom , et les deux derniers jours , je lui ai donné deux gros de crême de tartre. Il a bu jusqu'à 10 ou 12 verres. En buvant deux verres très-rapprochés , son ventre était libre. Les urines ont toujours été abondantes. Le malade n'a pris que 3 bains. J'avais jugé que la boisson lui serait plus utile.

Sciatique.

Le Sr. Paul Veyan , propriétaire, de la ville de Manosque , fut attaqué d'une douleur sciatique à la partie gauche , le 15 mai

1807. Cette douleur se fesait sentir dans l'os du fumur, et communiquait à l'articulation de l'ischion, de manière que le mollet de la jambe ainsi que la cuisse ne pouvaient le soutenir qu'avec des douleurs très-aiguës. Tous les remèdes de l'art n'avaient pu un seul instant le soulager. Il arriva tout courbé aux eaux de Gréoulx. Chacun désespérait de sa guérison. Le médecin Robert qui a fait heureusement l'analyse des eaux, lui prescrivit le régime, et le dirigea dans la manière de s'en servir. Ce ne fut que vers le 11me. bain qu'il put un peu se servir de sa jambe, et marcher tant soit peu droit ; il ne cessa de suivre ses bons offices, de manière qu'après vingt bains, il a été parfaitement rétabli, et il a marché facilement et sans bâton.

Nota. C'est le malade lui-même qui a écrit son observation. J'ai cru devoir ne rien changer à son style, et la publier telle qu'elle a été remise par l'auteur.

Stérilité.

Mad. D'Ar.... d'Avignon, d'un tempérament lymphatique, âgée de 23 ans, était mariée depuis quatre, et n'avait encore pu jouir des douceurs de la maternité. Elle était heureuse dans son ménage. Consulté par elle, je lui conseillai de faire usage des eaux de Gréoulx , et je recommandai à son mari de l'encourager par son exemple. Mad. D'Ar. but , pendant 20 jours , 15 verres , prit 15 bains et plusieurs douches sur la région renale. Comme elle se portait bien en arrivant à Gréoulx , elle n'éprouva qu'une augmentation de santé par l'usage des eaux. Mais son mari tourmenté depuis long-tems d'affection nerveuse et de crampes d'estomac , fut délivré de ces deux maladies. Quelque tems après leur retour à Avignon , ce couple fortuné ainsi que je le lui avais prédit , eut des certitudes de voir réaliser bientôt ses vœux et ses desirs. Mad. D'Ar. devint enceinte , et accoucha d'un beau garçon , et par-là elle vit disparaître une stérilité qui depuis 4 ans fesait son tourment et celui de son estimable époux.

– La fille de M. R... , de Marseille, d'un tempérament lymphatique , était mariée depuis 3 ans, et n'avait pu être mère. Sujette à des pertes en blanc, son médecin ayant lu mon ouvrage sur les vertus des eaux de Gréoulx , et notamment le chapitre où je traite de la stérilité , lui conseilla de venir me trouver aux eaux, et de me prier de la diriger dans l'usage qu'elle devait en faire. Après avoir bu pendant 25 jours, pris 18 bains, et reçu des douches comme je le lui avais prescris, elle eut le plaisir de voir diminuer la perte qu'elle éprouvait depuis long-tems, et de devenir enceinte.

— Madame Rippert de Valensolle était mariée depuis 18 ans, lorsqu'après avoir fait beaucoup de remèdes inutiles pour combattre la stérilité qui l'affligeait, on lui conseilla, en dernière ressource, de prendre les eaux de Gréoulx. Après en avoir fait usage en boisson, en bains et en douche, elle eut le bonheur de devenir mère.

Rétraction tendineuse des muscles fléchisseurs des deux mains.

Mad. de Navailles, chargée d'un embonpoint peu ordinaire à une jeune et belle femme, eut le malheur, en allumant une bougie, de mettre le feu à sa robe. Les brûlures furent aussi profondes qu'étendues, mais la face interne des deux bras offrit une perte de substance extraordinaire. Mad. de Navailles fut retenue pendant plus de 6 mois au lit, et livrée aux tourmens les plus affreux. Il ne fallut rien moins que son courage , et la fermeté héréditaire dans sa famille (elle est nièce du célébre Mira-beau) pour pouvoir supporter avec patience et résignation les horreurs de son sort. L'habile chirurgien qui la soigna, ne put prévenir néanmoins une rétraction tendineuse des muscles des poignets ; et Mad. de Navailles ne pouvait se servir qu'imparfaitement de ses mains. *Dutertre* voulait, au moyen d'une incision transversale et d'un bandage approprié , ramener les mouvemens d'extension et de fleion dans leur ordre naturel. La malade refusa , et elle résolut d'attendre du tems , si non une guérison entière , du moins un soulagement marqué.

A son retour de Paris, Mad. de Navailles m'ayant fait l'honneur de me consulter, je lui conseillai les bains de Gréoulx. C'est le 4 mai qu'elle y arriva. Son séjour y fut prolongé jusqu'à la mi-juin , et, comme je le lui avais prédit , elle eut la douce satisfaction d'avoir retrouvé , par l'usage de ces eaux , une guérison que Dutertre ne pouvait lui faire rattraper que par le fer ; encore ce chirurgien habile n'avait-il pour garant du succès de cette guérison, que son génie et des probabilités, n'ayant jamais eu l'occasion d'en tenter de pareille.

Leucorrhée ou pertes en blanc.

Mad. *** , âgée de 25 ans , ayant eu plusieurs couches laborieuses , éprouvait depuis plusieurs années une perte leucorrhoïque très-abondante, et qui de tems en tems la fesait souffrir. Elle était pâle et décolorée, elle éprouvait des tiraillemens d'estomac et n'avait aucun appétit. Elle attribuait son infirmité à des chagrins domestiques, et à un vice dartreux qui était héréditaire dans sa famille. Me trouvant à Gréoulx, lors de son arrivée, je lui prescrivis un régime approprié à son état. Après 35 jours de boisson, 25 bains, Mad. *** fut parfaitement rétablie, n'ayant conservé que le souvenir de sa maladie. Depuis cette époque elle a eu une grossesse et un accouchement heureux, et chaque jour elle se félicite d'avoir pris des eaux qui lui ont été si salutaires.

Goutte récente.

M. G*** , de Salernes, attaqué d'une affection goutteuse vint de son propre mouvement aux bains de Gréoulx, et se trouva délivré de ses douleurs. Pendant sept ans il n'en éprouva aucun ressentiment, et il continuait de vivre en bonne santé, lorsqu'en 1808 , ayant été surpris par un orage , il garda pendant plusieurs heures ses habits mouillés sur le corps : le froid et l'humide ne tardèrent pas à faire reparaître ses anciennes douleurs. Encouragé par le souvenir de sa première guérison, il ne voulut tenter d'autre remède que les eaux qu'il avait bues avec tant de succès. Ses douleurs avaient tout le caractère d'une goutte franche et légitime , sans mélange de rhumatisme. L'inflammation avait commencé par le gros doigt du pied , puis elle avait attaqué les articulations des deux mains , et elle y avait formé des nodosités. C'est dans le tems même que ses douleurs de la main gauche étaient fortes, et accompagnées d'une enflure avec rougeur que M. G*** sans craindre les métastases , se mit dans les bains , et but 25 verres par jour. Avant le 15me. bain, le malade fut entièrement délivré de ses douleurs , et de tous les symptômes qui les accompagnaient. Il partit de suite pour son pays ; bien résolu de revenir faire usage des eaux , toutes les fois qu'il ressentirait quelque douleur , n'importe la saison , et l'heure du paroxisme goutteux....

BAROMÈTRE MÉDICAL
DES EAUX DE GRÉOULX.

Un enfant de 25 mois, a bu un verre et demi par jour; un de 4 ans 6, et un de 8 ans 12, avec succès, pour des maladies de la lymphe pendant 15 jours. Quelques malades en apparence très-robustes, ont été purgés par 4 à 6 verres; d'autres restent constipés quoiqu'ils en boivent 20 à 3o. Toutes les douleurs rhumatismales augmentent après les premiers jours de boisson; de nouvelles ou d'inconnues se font sentir, puis elles se dissipent. Beaucoup de malades n'éprouvent d'heureux effets des eaux qu'après 20 à 3o jours de leur départ des bains. J'ai vu des femmes qui avaient éprouvé des crachemens de sang, arriver à Gréoulx avec des fièvres d'un mauvais caractère, dans moins de 8 jours la toux a cessé. Ces femmes attribuaient leurs maux à du lait répandu. Les bains n'ont pas augmenté certaines pertes utérines. J'ai vu beaucoup de femmes rendre par les selles et les urines une grande quantité de lait; chez quelques unes le lait est revenu au sein, quoiqu'elles n'en eussent point eu depuis plus de 4 ans. Des douleurs errantes ont disparu après la perte du lait dans les urines ou les selles. Les symptômes caractéristiques d'un lait répandu, sont des frissons qui parcourent le corps, et qui se renouvellent plusieurs fois dans la journée. Quelques rhumatismes n'ont été soulagés qu'après le 6 me ou 10. me bains. Les premiers jours que l'on boit, on se grise. Pour les affections dartreuses c'est la boisson qui est le principal remède. Des malades qui suaient beaucoup après les premiers bains ne suent plus, après en avoir pris une certaine quantité, de même il y en a que les eaux en boisson purgent d'abord et qui après un long usage n'en éprouvent plus d'effet laxatif.

J'ai vu des femmes n'être pas purgées par 3o verres de boisson. J'ai conseillé à une femme qui avait les jambes enflées d'entrer dans le bain malgré le préjugé vulgaire, et les bains ont dissipé les enflures.

Les malades qui suent beaucoup dans les bains sont bientôt fatigués. Il y a des malades qui ne suent qu'après les premiers bains. Le sommeil n'est pas nuisible après le dîner, quoique l'opinion soit contraire. La chaleur de tous les bains est à 31 degrés;

celle du bain de marbre est moindre. La chaleur de l'eau minérale qui a parcouru tous
les bains, au moment où elle se jète dans
le ruisseau est encore de 3o degrés (1). Des
personnes que la boisson de 3o à 4o verres
ne purgeaient pas, l'ont été par 15 verres
après avoir pris le bain. On boit avant,
durant et après le bain. On peut prendre
deux bains par jour. Beaucoup de femmes qui
avaient l'insonie dormaient tranquilement
après avoir pris un bain le soir. Deux heures
après le dîner, j'ai pris des bains sans en être
incommodé. En entrant dans les bains, on
éprouve une chaleur étouffante, mais bientôt on s'y trouve à son aise. La tête a
été long-tems douchée avec succès pour
des douleurs nerveuses, rhumatimales, et le
visage pour des dartres. Lorsqu'il y a un
embarras gastrique, les premiers verres
d'eau minérale excitent le vomissement.
Une femme enceinte d'un mois a bu, pris
les bains et les douches pendant un mois
sans avoir été incommodée. La boisson aide le flux menstruel. J'ai fait suspendre

____

(1) L'analyse chimique de ces eaux est la même
que celle qui a paru en 1807. L'état actuel de la
science fournirait quelques nouveaux résultats, à
Mr. Laurens, si ses occupations lui avaient permis
de s'en occuper aujourd'hui.

les bains chez les femmes bien réglées ; mais celles qui le sont difficilement l'ont continué ; et cela a suffi pour les rendre abondantes. Aux bains, on se purge avec les sels et la manne, sans garder la chambre, et on se promène comme à l'ordinaire. On mange de tous les fruits de la saison, de tous les mets, de la crème, de la salade, sans incommodité.

A la table, on n'observe pour l'ordinaire aucun régime, et l'on ne se prive de rien, pourvu que l'on mange avec modération. L'usage des bains et la boisson excitent à l'amour. Les paralytiques par apoplexie se trouvent pour l'ordinaire libres dans le bain, et n'éprouvent aucune douleur ; mais à leur sortie, tout revient dans son premier état. Les quatre maladies où les eaux de Gréoulx m'ont paru le plus efficaces sont les rhumatismes, les dartres, les obstructions des viscères du bas-ventre et les laits répandus. Lorsqu'on est dans le bain on observe sur différentes parties du corps, une infinité de petits globules argentins semblables à des perles, et qui lorsqu'ils ont acquis une certaine grosseur, viennent éclater à la surface de l'eau. Ce phénomène aérien n'avait pas encore été observé.

FIN.